NO EXCUSES!

Das revolutionäre
21-Tage-Programm
ohne Geräte

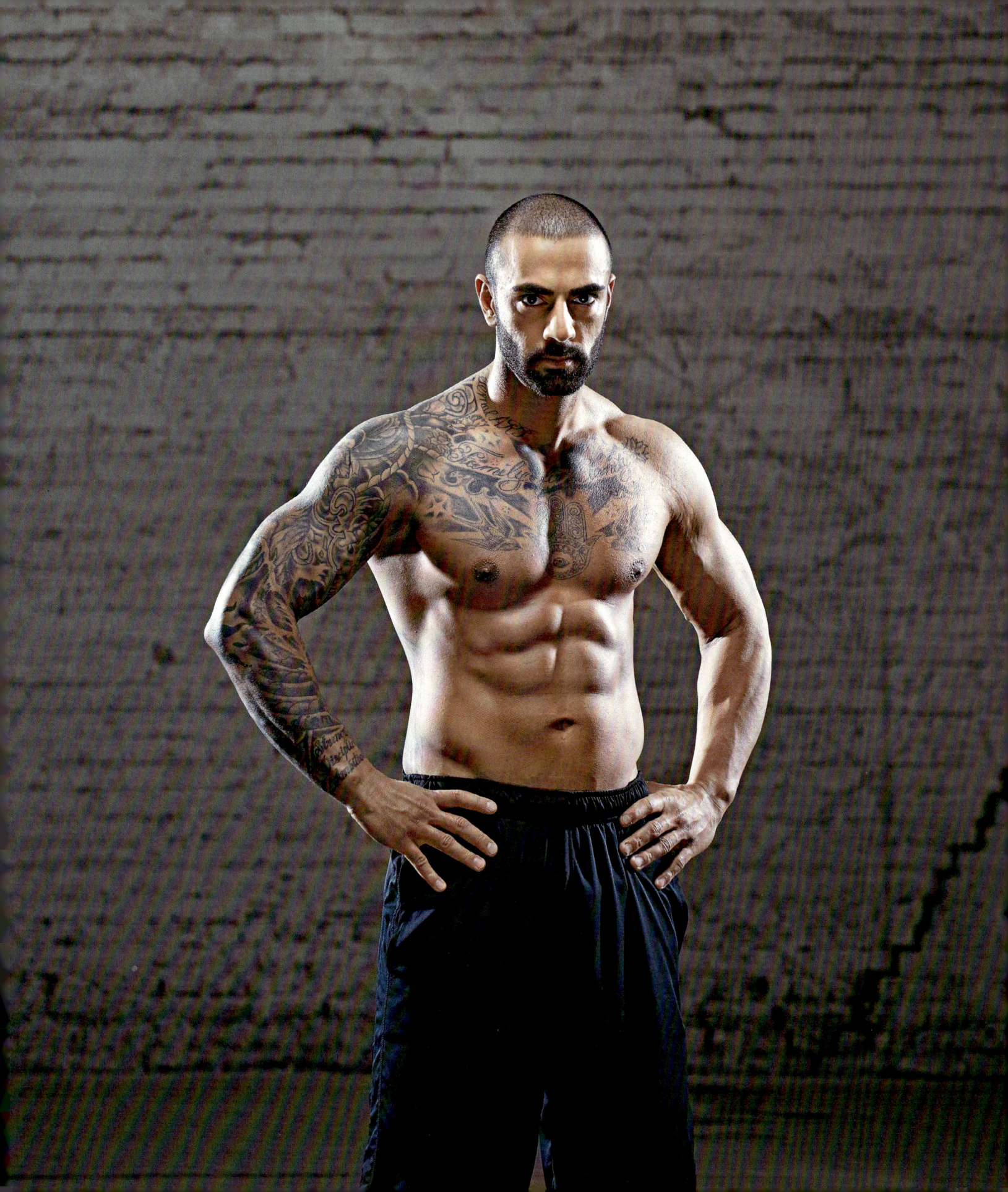

NO EXCUSES!

SEYIT ALI SHOBEIRI

GELA BRÜGGEMANN

Das revolutionäre
21-Tage-Programm
ohne Geräte

FALKEN.

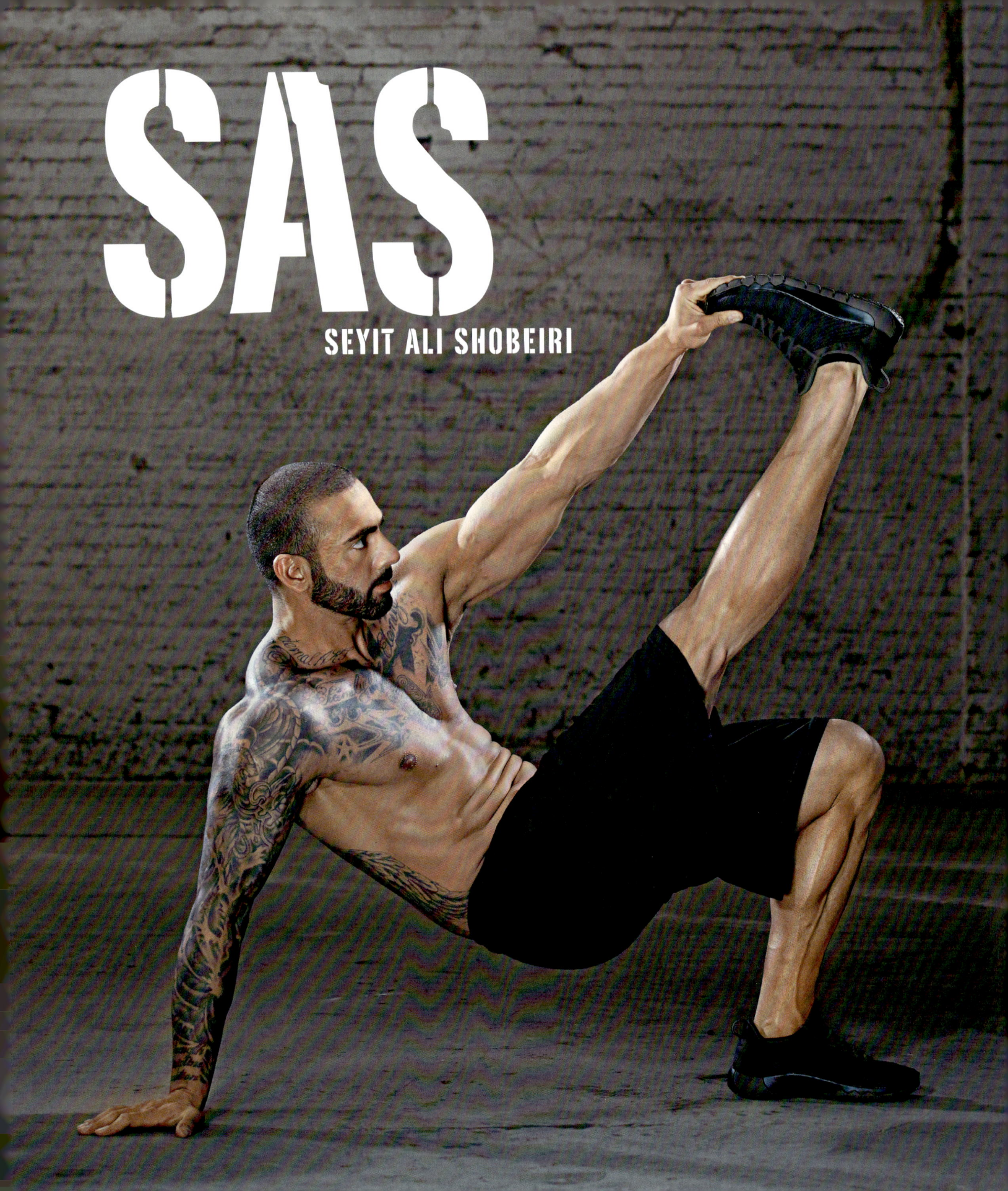

SAS

SEYIT ALI SHOBEIRI

Inhalt

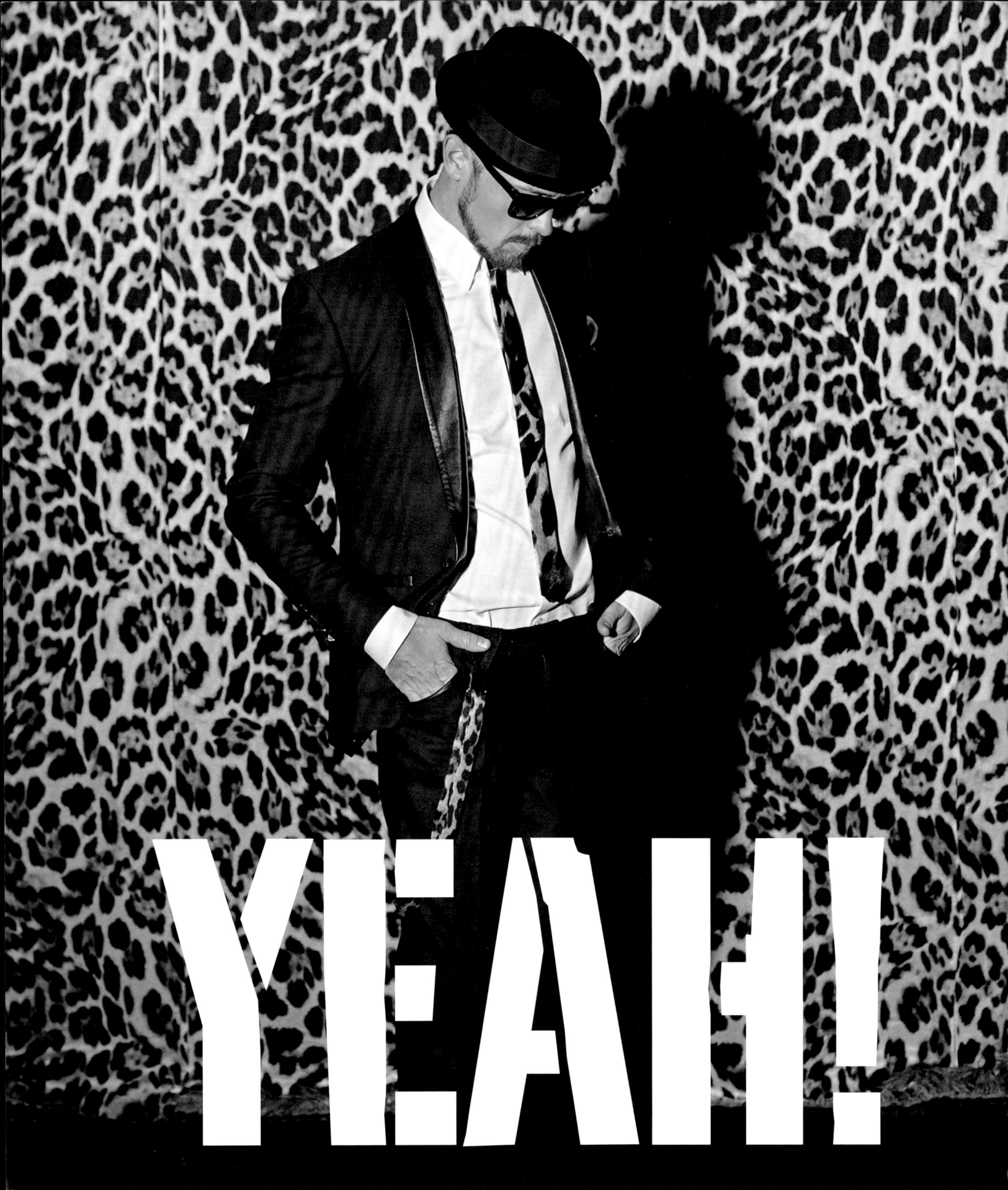

YEAH!

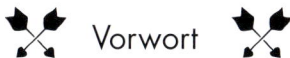

VON JAN DELAY

Aufgrund meines Jobs, also vor allem wegen der schweißtreibenden und Gelenke knechtenden Bühnenshows, ist eine gewisse Fitness für mich sehr wichtig.

So trieb es mich ins Fitnessstudio, wo ich meinen Sporteinheiten frönte. Samt Anfängerfehlern, wie falscher Haltung, Halbherzigkeit oder zu vielen Wiederholungen, und manche Übungen machte ich für einen zu langen Zeitraum. Ich ahnte bereits, dass mein Training nicht so wirklich effektiv sein konnte, weil ich auch keine echten Erfolge spürte.

Bis mich irgendwann Seyit ansprach. Das erste Mal ging es um meine Sneakers – denn wir sind beide große Sneakers-Fans. Danach korrigierte er noch ab und zu meine Haltung oder die Ausführung der Übungen. Irgendwann bat ich ihn schließlich, mir ein Programm zusammenzustellen. Und das war super! Ganz anders als alles, was ich bisher kannte.

Um ehrlich zu sein: Anfangs war es ziemlich hart und trotzdem super für meine Gelenke. Ich lernte dabei auch viel über Trainingsmöglichkeiten, Zusammenhänge und Muskelaufbau.

Seither bin ich großer Seyit-Fan. Denn Seyit schafft es, dir die Wichtigkeit der korrekten Ausführung klarzumachen, ohne die drögen Sportlehrer-Argumente zu benutzen. Außerdem ist er ein grandioser Motivator!

Im Prinzip ist es wie in der Schule. Selbst das langweiligste Fach wie Mathe kann Spaß machen, wenn man einen guten Lehrer hat. Seyit hat es sogar geschafft, mich für Kniebeugen mit Gewicht zu begeistern. Das hätte ich nie gedacht.

Jan Delay

LIEBER LESER,

mit dem Buch bekommst du von mir eine Anleitung, wie du durch Training ohne Geräte und mit der richtigen Ernährung zu deiner Wunschfigur gelangst. Ich gebe dir meine Erfahrungen weiter – aus knapp zehn Jahren Personal Training auf professionellem Niveau. Leistungssportler, Models, aber auch Freizeitsportler mit sportlichen sowie gesundheitlichen Zielen vertrauen mir täglich als Coach.

Du möchtest langfristig Fett verbrennen und Muskeln formen? Schlank und straff aussehen? Dich gesund und vital fühlen und deine Leistung auf das nächste Level heben? Dann lasse dich voll und ganz auf meinen Trainingsplan und meine Ernährungstipps ein. Der Erfolg im Anschluss wird dich in deiner Entscheidung bestätigen – egal ob du Sporteinsteiger oder bereits Fitnessprofi bist.

Zum Thema Fitness existiert ein ganzes Universum an Informationen. Aber welche davon sind wirklich wertvoll und welche wirken deinem Ziel eher entgegen?

Als Nicht-Experte kann man im heutigen Mediendschungel zwischen wirkungsvollen und wirkungslosen Nachrichten nur schwer differenzieren. Deshalb möchte ich dir mit diesem Buch meine volle Kompetenz zur Verfügung stellen, damit du Klarheit darüber bekommst, welche Methoden tatsächlich effektiv und zielführend sind. Du kannst dich ganz darauf verlassen, mit diesem Buch ein Fit-ohne-Geräte-Programm auf höchstem Qualitätslevel zu erhalten – auf der Basis neuester wissenschaftlicher Erkenntnisse und vieler Jahre erfolgreich erprobter Praxis.

Jetzt liegt es an dir, das Wissen aus dem Buch aufzunehmen und es umzusetzen. Alles beginnt im Kopf. Wenn du jeden Tag daran glaubst, dass du es schaffen wirst, dann wirst du deine Ziele erreichen.

Dein

Coach Seyit

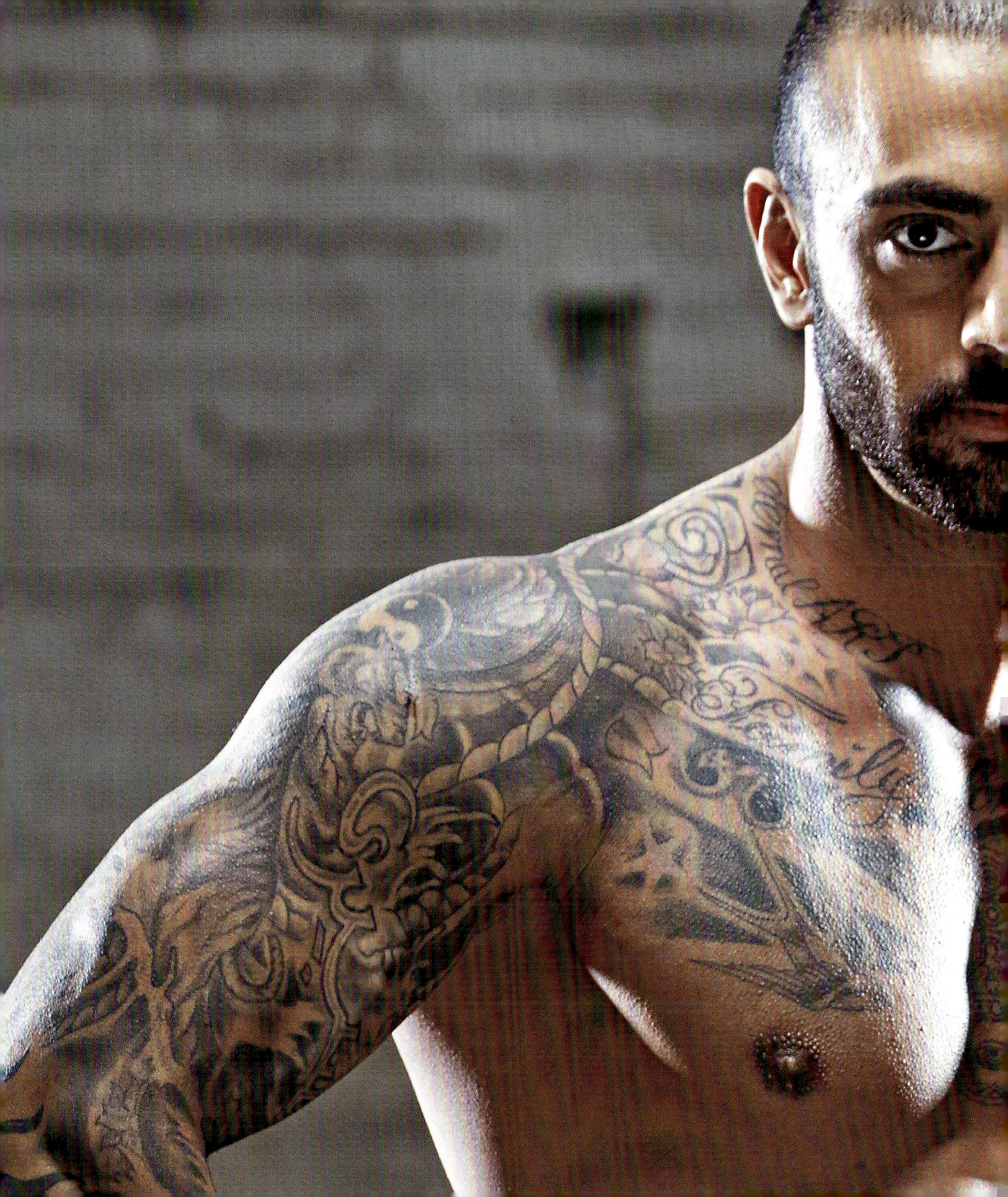

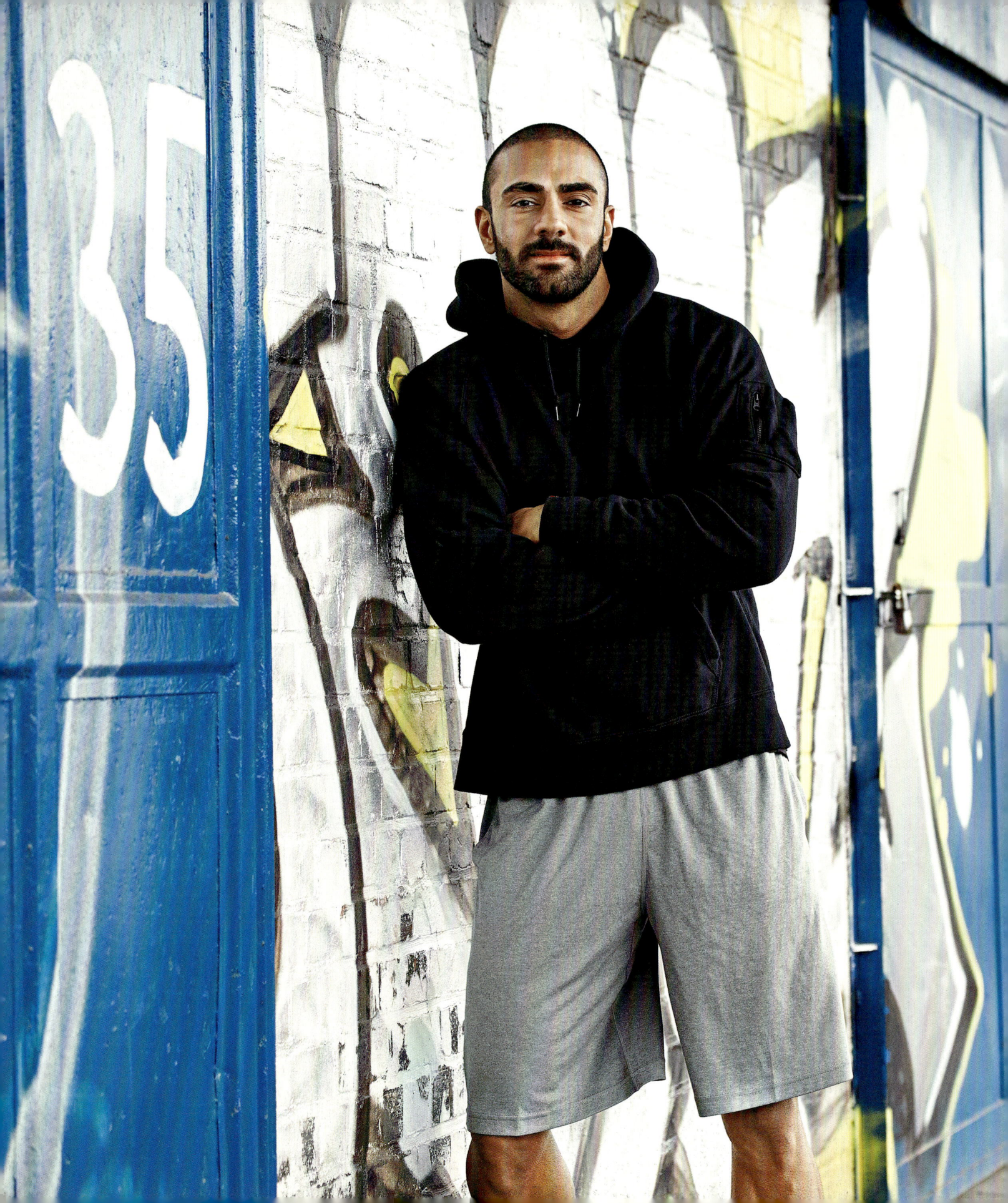

FROM ZERO TO HERO

Sport ist mit nichts auf dieser Welt vergleichbar.
Er kann das Beste, was in dir steckt, aus dir herausholen.
Er kann dich in den Abgrund sehen lassen und dir dann wieder Glück pur bereiten.
Sport ist eine Lebenseinstellung, die für das Licht, das sie verbreitet,
nur eine einzige Bedingung an ihre Anhänger stellt:
absolute Hingabe. Sei bereit, beim Sport 100 Prozent zu geben und
über deinen Schatten zu springen. Du bist bereit?
Dann heißt es für dich ab jetzt: NO EXCUSES!

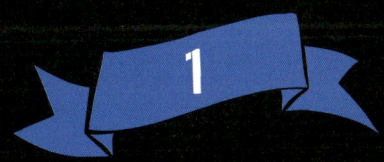

ARE U READY?

Die beiden wichtigsten Faktoren für sportlichen Erfolg sind WILLE und die Fähigkeit, auf das eigene Herz zu hören. Mit diesen Eigenschaften im Gepäck kann jeder (nicht nur) im Sport nahezu jedes Ziel erreichen. Du musst nur eines dafür tun: regelmäßig trainieren! Du willst deinen Traumkörper? Dann hör auf, zu träumen, und fang an, daran zu arbeiten. Nach einiger Zeit wirst du merken, dass Sport dir weit mehr bringt. Viele der wichtigsten Voraussetzungen für ein zufriedenes Leben werden parallel zum Training einfach mitgeliefert: Gesundheit, Gelassenheit und glückliche Momente im Alltag.

Ich stamme aus einer iranischen Immigrantenfamilie, die vor knapp 30 Jahren nach Deutschland kam. Meine Eltern mussten hier wieder bei null anfangen. Trotz aller Bescheidenheit in materieller Hinsicht haben es meine Eltern in ihrer Erziehung nie an Liebe und Zuversicht oder an Disziplin und Ehrgeiz fehlen lassen. Und ich war bei Weitem kein einfaches Kind. Ich würde mich vorsichtig als seeeeehr aktiv bezeichnen. Na gut: Ich war hyperaktiv!

Sport ist meine Medizin

Im Sport fand ich, was ich brauchte. Mit sechs Jahren landete ich das erste Mal auf einer Judomatte. In jeder freien Minute nach der Schule spielte ich Fußball. Mit zehn Jahren entdeckte ich Taekwondo, war relativ schnell erfolgreich bei Jugendturnieren und nahm an professionellen Wettkämpfen teil. Mit 16 Jahren kam schließlich das Krafttraining dazu.

Mein Know-how durch Training und Wettkämpfe, aber auch mein großer Bekannten- und Freundeskreis sowie meine Erfahrungen mit unzähligen Kunden aus unterschiedlichen Schichten und verschiedenen Berufen haben mir eine gute Menschenkenntnis verschafft. Deshalb sage ich aus Überzeugung, dass Stärke, Disziplin und Ehrgeiz Eigenschaften sind, die in jedem von uns stecken. Ich habe sie jedenfalls bisher in jedem meiner Mitmenschen und Kunden gesehen. Es sind Anlagen, die uns die Evolution mitgegeben hat, um das Überleben unserer Art zu sichern. Bei manchen Menschen nimmt man sie sofort wahr, bei anderen sind sie etwas verschüttet, aber sie sind da – bei jedem!

Mein Lebenslauf und mein Drang nach Aktivität haben dafür gesorgt, dass diese Eigenschaften bei mir besonders stark ausgeprägt sind. Aber eigentlich ist es egal, wo du aufgewachsen bist oder wo du herkommst. Denn meine Geschichte ist keine besondere. Millionen Menschen aus Krisengebieten, Dritte-Welt-Ländern mit Hungersnöten und Naturkatastrophen haben ein viel härteres Schicksal. Ich kann einfach nur dankbar sein, dass ich meinen Weg gefunden habe – meine Bestimmung.

Aber die kommt nicht mit der Post und den Bizeps gibt es nicht bei Amazon. Wenn du abnehmen, Muskeln aufbauen und ein Athlet sein willst, musst du dir dieses Ziel mit Ehrgeiz, Disziplin und wachem Verstand erkämpfen. Sport schult diese Eigenschaften wie nichts anderes auf der Welt. Sport hilft dir, zu dem zu werden, wer du wirklich bist. Wenn du dann feststellst, dass du Sportler werden willst – dann ist es so. Es kann genauso gut sein, dass du merkst, wie gut der Sport dir dabei hilft, einen anderen

Lebensweg mit mehr Leichtigkeit und Erfolg zu gehen. Welcher Weg für dich der richtige ist, kannst nur du selbst herausfinden. Ich werde dich ein Stück begleiten und dir mit meiner Methode zu mehr Kraft, einer besser proportionierten Figur, einem guten Körpergefühl und mehr Zufriedenheit verhelfen. Was wir dafür brauchen, ist dein voller Einsatz. Dafür musst du ALLES geben, was in dir steckt.

Why Sports?

Es gibt unendlich viele gute Gründe, Sport zu treiben. Leider finden die Menschen oft genauso viele Gründe, keinen Sport zu treiben. Aber wenn du dich dafür entscheidest, diesen Weg mit mir zu gehen, heißt es ab jetzt: NO EXCUSES!

Nur wenn du alles gibst, kann Sport seine Wirkung entfalten. Dann hilft Sport dir auch in deinem Alltag. Ich verspreche dir: Die Veränderungen an deinem Körper und deiner Lebenseinstellung lässt du nicht in der Umkleidekabine im Fitnessklub zurück. Du nimmst sie mit, machst deine Welt zu einem besseren Ort und dich zu einer besseren Version deiner selbst. Das ist eine Auswahl der Hauptbenefits, die Sport dir bringt:

Sport macht gesund

Sport ist so gesund, dass ich mehrere Bücher nur über dieses eine Thema schreiben könnte. Ich möchte mich aber kurz fassen, damit wir noch genug Platz für den Trainingsplan haben. Sport verbessert die Funktionen des Herz-Kreislauf-Systems, senkt das Herzinfarkt- und Schlaganfallrisiko, verringert die Dosis nahezu jeder Medikation, vor allem bei Krankheiten wie Diabetes oder Erkrankungen, die mit Entzündungen einhergehen. Sport verbessert dein geistiges Leistungsvermögen, was vor allem mit der erhöhten Sauerstoffzufuhr im Blut und der damit besseren Durchblutung des Gehirns zusammenhängt. Sport baut Muskeln auf und schützt so dein Skelettsystem bei Unfällen, die übrigens viel seltener passieren, weil Sport auch deine Balance und die Geschmeidigkeit schult. Und so könnte es endlos weitergehen.

Sport macht dich selbstbewusst

Wenn du dein Trainingsziel erreichst, Fortschritte im Sport erzielst, siehst, wie sich dein Körper so verändert, wie du ihn dir wünschst, macht dich das selbstbewusst. Denn du spürst, dass du die Kraft hast, etwas zu verändern. Nicht zuletzt macht Sport dich natürlich auch deshalb glücklich, weil du deinen Körper schön findest und weißt, dass andere dich dafür bewundern. Wer sich sexy fühlt, strahlt die Sicherheit und das gute Körpergefühl auch aus – schließlich hast du ja viel dafür getan und jeden Tag trainiert.

Sport macht glücklich

Wer sich viel bewegt, regt die Produktion der Glückshormone an. Außerdem meldet der Körper automatisch ein Bedürfnis nach den Lebensmitteln, die genau die Mineralstoffe und Spurenelemente enthalten, die er braucht – und die gibst du ihm. Heißt: Du wirst gesünder und ausgeglichener. Und in einem gesunden und glücklichen Körper wohnt ein gesunder und glücklicher Geist.

Dieser Optimismus zieht sich bis in den Alltag hinein. Viele Menschen erfahren im Sport zum ersten Mal, wie es sich anfühlt, aktiv etwas zu verändern, zu agieren und nicht zu reagieren, glücklich zu sein.

Automatisch suchen wir dann auch im Alltag nach Möglichkeiten, um dieses Gefühl aufrechtzuerhalten. Oder wir stürzen uns in den Sport, wo das Glücksgefühl mit Garantie wieder auftaucht – auch nicht der schlechteste Weg.

The Athlet's Prayer

Das Geheimnis des Erfolgs liegt darin anzufangen und dranzubleiben. Am Anfang meiner Sportlerkarriere begann ich jeden Tag mit den folgenden Glaubenssätzen, die mir bis jetzt wichtig sind:

„Ich bin voller Disziplin, Stärke und Ehrgeiz."

„Erfolg ist nicht angeboren, Erfolg wird gemacht.
Und zwar ausschließlich von mir selbst."

„Ich glaube an mich. Niemand kann mich aufhalten. Niemand kann mich negativ beeinflussen."

Heute motivieren mich meine Kunden, denn ich sehe, wie jeder Einzelne sich entwickelt, und das bringt mich wiederum dazu, an mir und meinen Kenntnissen und Eigenschaften zu arbeiten. Die Glaubenssätze gehe ich morgens im Geiste immer noch durch. Aber eigentlich brauche ich sie nicht mehr. Auch du wirst irgendwann an einen Punkt kommen, an dem du nahezu keine Motivation von außen mehr brauchst. Dann bist du angekommen und hast die Pflicht des regelmäßigen Trainings in deinen Alltag integriert, ebenso wie essen, trinken

und schlafen. Du wirst das Training brauchen und es dir holen. Und genau so muss es sein. Wenn du an diesem Punkt angelangt bist – und ich bin sicher, dass du dort ankommen wirst –, hast du es geschafft, dann ist alles möglich, dann kannst du sein, wer du willst – im Sport und auch da draußen. Ich werde dir helfen, dabeizubleiben, motiviert zu sein und dein Ziel zu erreichen.

Do it right or do it better, but do it!

Jetzt gebe ich dir noch ein paar Grundlagen mit auf den Weg, damit du dein Training effektiver gestalten kannst und schneller zum Ziel kommst. Dann bist DU dran!

Für jedes sportliche Ziel, sei es mehr Kraft, mehr Ausdauer, eine bessere Reaktionsfähigkeit, Schnelligkeit, Beweglichkeit, weniger Körperfett oder mehr Muskelmasse, gibt es individuelle Maßnahmen und Strategien zum Erfolg. Die Grundregeln des Sports, die du im Kasten auf der rechten Seite findest, sind jedoch für jedes Ziel gültig. Es sind immer die gleichen drei Regeln, sie sollten für dich wie in Stein gemeißelt stehen und für deine sportliche Ewigkeit gelten, denn befolgst du sie nicht, sabotierst du deinen Erfolg, deine Chancen, deine Gesundheit.

Train hard, but smart

Wer hart trainieren will, sollte es schlau angehen. Denn sonst passiert es schnell, dass sich kein Leistungszuwachs, sondern im Gegenteil Erschöpfung und Leistungsverlust breitmachen. Richtig zu trainieren ist eigentlich einfach, wenn man bestimmte logische Grundregeln einhält. Diese Grundregeln muss jeder

MEIN TIPP

Schreibe dir die Grundregeln auf einen Zettel und lege diesen Zettel irgendwohin, wo du ihn jeden Tag lesen kannst.

Die Regeln lauten:

Ich habe Respekt vor meinem Körper und meiner Seele, denn meine Gesundheit ist nicht selbstverständlich.

Technik kommt vor Kraft. Jede Übung, die mich besser machen kann, muss ich technisch einwandfrei beherrschen.

Ich verschiebe nicht das, was ich heute erledigen kann, auf morgen. Erfolg beginnt mit drei Buchstaben: T–U–N.

Merke dir: Du musst nicht selbst außergewöhnlich sein, um Außergewöhnliches zu tun. Egal aus welcher Kultur oder Nation du stammst, welche Sprache du sprichst oder was du beruflich machst – Sport ist die Sprache, die jeder versteht.

Sportler wissen und befolgen, um langfristig erfolgreich und gesundheitszuträglich zu tranieren. Vielleicht kennst du sie bereits, aber ich möchte sie dir hier dennoch vorstellen.

Pausen im Training sind wichtig!

Ich bin in meinem Leben – nicht nur aus sportlicher Sicht – schon oft durch die Hölle gegangen. Doch bleiben wir einmal beim Sport, denn das hier soll ja kein Drehbuch für einen Actionthriller werden. Ich war jung, rebellisch und suchte meine Grenzen. Während eines vierwöchigen Thailandaufenthaltes brach ich eines Nachmittags, bei 40 Grad Celsius im Schatten, nassgeschwitzt und mit blutiger Nase auf der Matte eines Boxstalls zusammen. Mein Puls war auf 180 und mein Herz stand kurz vor dem Infarkt. Ich war so unglaublich erschöpft, dass ich mich übergeben musste.

Ich lag da, mit geschlossenen Augen, und dachte, das könnte jetzt das Ende sein. Mir wurde in dem Moment klar, dass ich viel zu weit gegangen war. Bis zu einem gewissen Grad ist das beim Sport auch nötig, sonst gibt es keine Erfolge. Aber intelligentes Energiemanagement sieht anders aus als das, was ich damals tat. In diesem Moment im Dschungel begriff ich, dass jeder Mensch, und nicht nur ein Sportler, auf seinen Körper hören und Regenerationsphasen ernst nehmen muss.

Die Dauer dieser Regenerationsphase ist von vielen Faktoren abhängig. Deshalb lässt sich Regeneration aus meiner Erfahrung nicht in irgendwelchen Formeln ausdrücken. Dein Alter spielt eine Rolle, deine Trainingserfahrung, das Trainingslevel, eventuelle Verletzungen und auch, wie du dich ernährst.

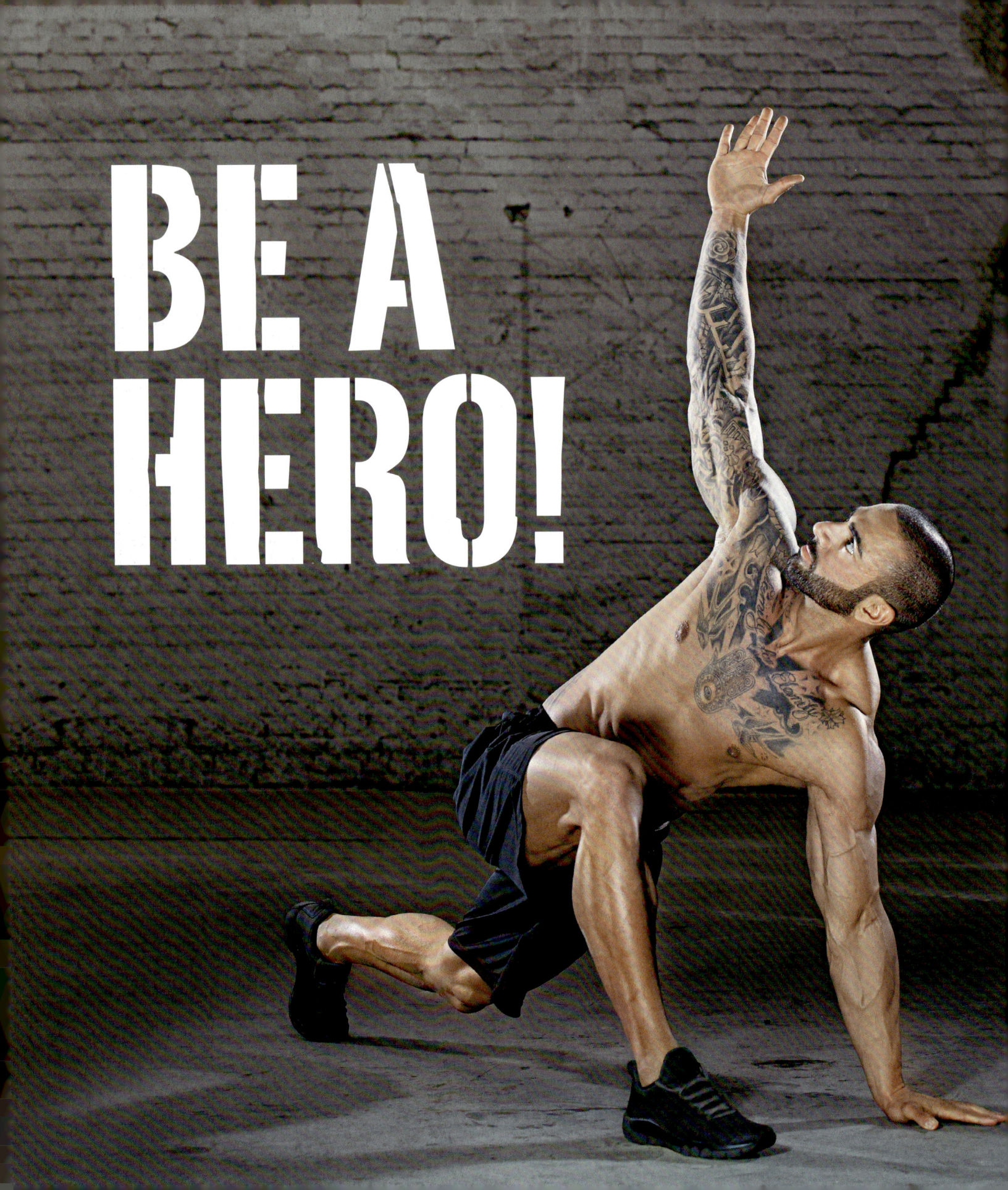

Mit meinem NO EXCUSES!-Trainingssystem ohne Geräte gebe ich dir eine Strategie mit, die sich grundsätzlich bewährt hat. Dadurch, dass die Übungen in diesem Buch auf den ganzen Körper abzielen, fährt man in der Regel gut damit, einen Tag Pause zwischen den Trainingseinheiten einzulegen. Für dieses dreiwöchige Startprogramm habe ich allerdings zunächst nur einen Pausentag pro Woche eingebaut, damit wir schnell ein gutes Startlevel mit sichtbaren Erfolgen erreichen. Länger als drei Wochen solltest du aber nie auf diesem Niveau trainieren. Du brauchst Pausen, um im nächsten Training leistungsfähiger zu sein und im Endeffekt dein Ziel in kürzerer Zeit zu erreichen.

Wenn du mich kennst, weißt du vielleicht, dass ich in jeder Trainingseinheit 100 Prozent gebe und danach gibt es 100 Prozent Regeneration, denn ohne Regenerationsphasen kann auch das beste Training nicht anschlagen. Im Gegenteil, es findet ein Umkehreffekt statt, durch den der Körper seine Kräfte mehr und mehr verbraucht, langsam, aber sicher bis zur Erschöpfung ermüdet und am Ende sogar Leistung und Muskelmasse ab- statt aufbaut.

Oft ist der entscheidende Unterschied zwischen erfolgreichen und nicht erfolgreichen Leistungssportlern das richtige Timing in der Regeneration. Regeneration bedeutet, nicht nur Körper und Geist eine Ruhepause zu gönnen, sondern den Körper bei der Bildung von Abwehrkräften und bei der Vorbeugung gegen sportbedingte Verletzungen und Verschleißerscheinungen zu unterstützen. Nur wer ausreichend regeneriert, wird langfristig ohne Muskel-, Gelenk- und Sehnenprobleme weitertrainieren können. Und das ist unser Ziel!

DIE VORTEILE, WENN DU MEHR MUSKELN HAST ...

Muskeln stützen dein Skelettsystem und senken das Risiko für Verletzungen mit Knochenbrüchen.

Die Silhouette deines Körpers wird schön geformt („Shape").

Deine Haltung verbessert sich, du hältst dich aufrechter.

Die Fettverbrennung wird angekurbelt, denn Muskeln brauchen, um zu wachsen, Energie, und die gewinnt der Körper unter anderem durch die Fettverbrennung.

Wie baut mein Körper Muskeln auf?

Wenn du einen Muskel durch harte Arbeit oder wie wir – durch Training – belastest, werden mehr Muskelzellen produziert und das Muskelgewebe vergrößert sich. Allerdings setzt dieser Wachstumsprozess nicht sofort während des Trainings ein, sondern danach. Jetzt stehen verschiedene Prozesse an: Die Glykogenspeicher werden wieder gefüllt, die kleinen Mikrorisse an den Muskelfasern mithilfe von Eiweiß repariert – deshalb heißt es im Sport immer: Proteine über alles – und schließlich wachsen die Muskeln. Im Fachjargon nennt man den Prozess, wenn deine Muskeln wachsen, Hypertrophie. Dieser Prozess ist gewünscht und hat sehr viele Vorteile!

Wie funktioniert Fettverbrennung?

Muskeln benötigen Energie, um arbeiten zu können. Diese gewinnt der Körper, indem er vom Adenosintriphosphat (ATP), dem Energielieferanten der Zellen, ein Phosphat abspaltet und es so in Adenosindiphosphat (ADP) umwandelt. Die Energie, die dabei freigesetzt wird, bewegt unsere Muskeln. Nun bleibt das ADP allerdings nicht funktionslos in unserem Körper, sondern wird wieder in ATP umgewandelt. Damit beginnt der Kreislauf von Neuem. Und dafür brauchen wir? Richtig: Energie! Diese kann der Körper unterschiedlich bereitstellen: durch Kreatinphosphat, Glykogen oder Fett. Jedoch ist es ein Mythos, dass die Fettspeicher erst angezapft werden, wenn kein Glykogen mehr zur Verfügung steht – beide Energiegewinnungsarten laufen parallel ab. Du kannst allerdings durch Training deinen Fettstoffwechsel optimieren.

Auf der anderen Seite macht Training nur ungefähr zehn Prozent unseres Energieverbrauchs aus, da wir nur etwa eine Stunde am Tag trainieren. Das Geheimnis eines effektiven Fettabbaus ist daher, Trainingseinheiten zu schaffen, die den Muskelaufbau fördern, um eine hohe Stoffwechselrate zu erreichen, die den Energieverbrauch auch im Ruhemodus auf einem höheren Niveau hält. Mehr Muskeln, mehr Fettverbrennung – die Rechnung ist leicht.

Gleichzeitig müssen wir uns so ernähren, dass wir den Stoffwechsel nicht mit schlechten Fetten und zu vielen Kohlenhydraten lahmlegen. Doch für einen Sportler ist es immer wichtig, dass sein Körper genügend Energie hat. Wenn du viel trainierst und dabei hungerst, schadest du dir nur selbst. Wenn dein Trainingsziel darin liegt abzunehmen, zählt letztendlich eine negative Energiebilanz. Auch das bedeutet nicht, dass du nichts isst, sondern nur weniger Energie zu dir nimmst, als du verbrauchst.

Wie baue ich mehr Kraftausdauer auf?

Mit der Kraftausdauer verhält es sich wie mit allen anderen sportlichen Zielen auch: Du musst Tag für Tag ein Stück auf dein Ziel hinarbeiten. Doch warum ist Ausdauer eigentlich ein so hohes Ziel im Sport?

Erstens ist mehr Kraftausdauer wichtig, um mehr Leistung über eine längere Zeit zu bringen, das Herz-Kreislauf-System zu stärken und eine allgemein bessere Kondition zu erlangen.

Zweitens hilft dir Ausdauer natürlich ebenso im Alltag. Denn Ausdauertraining stärkt auch die Nerven. Wenn alles mit mehr Leichtigkeit geht, wird dein Geist ebenfalls leichter, deine Lebenseinstellung leichter und das ganze Leben gewinnt so nach und nach an Leichtigkeit und Qualität. Ein besonderer Weg, um Kraftausdauer aufzubauen, ist, Elemente aus dem Zirkeltraining der Profisportler zu verwenden und hohe Wiederholungszahlen als elementaren Treiber einzusetzen. Genauso machen wir es mit diesem Trainingsprogramm, das du ab Seite 115 findest.

Wie baue ich meine Explosivität auf?

Explosivität ist ein Ziel, das vor allem Profisportlern wichtig ist. Gemeint ist die schnellstmögliche Bereitschaft der Muskulatur, gezielt größtmögliche Kraft aufzubringen. Profisportler brauchen diese Fähigkeit bei Abwürfen oder Stößen im Ballsport, beim Startschuss an der Rennstrecke oder bei Sprüngen in der Leichtathletik und nicht zuletzt im Kampfsport. Aber auch immer mehr Freizeitsportler wollen auf diesem Niveau trainieren und mehr Explosivität erreichen.

Da wir es hier mit einem Training ohne Geräte zu tun haben, werden wir die Plyometrie anwenden. Dieses Training ist seit den 1990er-Jahren gang und gäbe im Profisport und macht sich den Dehnungsreflex der Muskeln zunutze. Die Theorie besagt, dass ein Muskel, wenn er sich in zügigen Wechseln beugen und strecken muss, Explosivkraft entwickelt. In NO EXCUSES! sind dafür unter anderem die Push-ups mit Clap oder die Burpees zuständig.

Wie werde ich beweglicher?

Beweglichkeit ist eine Sache, die sich bei diesem Training automatisch mitentwickeln wird. Wenn du versuchst, immer den größtmöglichen Bewegungsspielraum in einer Übung zu nutzen, dehnst du die beteiligten Sehnen und Muskeln auf effektivem Niveau. Versuche jeden Tag, ein bisschen weiter in die Dehnung zu gehen. Du wirst sehen, dass du bereits nach wenigen Tagen flexibler wirst.

DREI KLEINE TRICKS, DIE DEINE BEWEGLICHKEIT NOCH MEHR ANKURBELN

Bürstenmassagen unter der Dusche: Sie fördern die Durchblutung allgemein und speziell die des Gewebes unter der Haut, was eine Rolle bei Dehnübungen spielt.

Faszientraining mit einer Faszienrolle: Mit den Rollen, die du ab etwa 30 Euro im Sportartikelgeschäft oder im Internet kaufen kannst, massierst du diese Weichteilkomponente unseres Bindegewebes. Faszien funktionieren ähnlich wie ein Netzwerk in unserem Körper, sie umgeben Muskeln, Organe, Knochen ... Wenn die Faszien geschmeidig sind, bist auch du beweglicher. Das Training mit der Rolle hilft dir dabei, die Faszien geschmeidig zu halten, und ebenso unterstützt es deine Regeneration.

Bei Dehnübungen die äußerste Dehnung halten – also genau in dem Moment in der Dehnung verharren, wenn sie ganz deutlich zu spüren und der „Schmerz" noch erträglich ist. Atme in die Dehnung hinein – das heißt, atme tief ein, während du die äußerste Dehnung hältst. Dadurch spürst du den Schmerz für einen Moment nicht und kannst die Position etwas länger halten, was das Dehnen fördert.

Wie gehe ich mit Muskelkater um?

Ganz klar, das NO EXCUSES!-Programm wird dich fordern. Es wird dich und deine Muskeln auf die nächste Leistungsstufe bringen. Letztere reagieren darauf erfahrungsgemäß mit einer verkaterten Stimmung. Lass sie! Denn Muskelkater ist ein ziemlich sicheres Zeichen, dass das vorangegangene Training effektiv war. Um zu verstehen, woher der Katzenjammer kommt, solltest du wissen: Durch hohe Belastungen können die Verbindungen zwischen den kleinsten Muskelbausteinen reißen. Das klingt gefährlich, ist es aber nicht. Die entstandene Verletzung ist winzig. Der Körper reagiert darauf mit einer Entzündung, bei der sich immer mehr Wasser in den Muskelfasern ansammelt. Durch die Flutung gehen die Fasern in die Breite, und das bekommst du ein oder zwei Tage nach dem Training durch einen Druckschmerz zu spüren.

Über den kannst du dich freuen! Denn dein Körper hat keine Lust auf Katzenjammer und verstärkt die Verbindungen zwischen den Muskelbausteinen. Nach dem nächsten Workout wird der Kater weniger intensiv sein, wenn nicht sogar ausfallen. Also bitte nicht wundern, nur weil das Katerchen nicht in Erscheinung tritt, heißt das nicht, dass deine Einheit für die Katz war!

So, aber wie gehst du jetzt mit dem Schmerz um? Ich habe sieben TOP-Empfehlungen für dich, was in dieser (tierisch unangenehmen) Situation zu tun ist:

1. Nimm ein Bad: Ein warmes Bad kurbelt die Muskeldurchblutung an und beschleunigt die Regeneration. Ein kaltes Bad wirkt dagegen wie ein Schmerzmittel: Es lähmt die Nerven und sorgt dafür, dass du nicht wie ein Cowboy durch die Gegend läufst. Vielmehr hilft es dir, trotz Katerstimmung geschmeidig unterwegs zu sein, was Fehlbelastungen entgegenwirkt. Natürlich kannst du auch ein Wechselbad à la Kneipp nehmen. Sprich, du tauchst abwechselnd in ein kaltes und in ein warmes Bad. Die entsprechenden Becken findest du in den meisten Saunalandschaften und in einigen Fitnessstudios.

2. Geh in die Sauna: Die Hitze fördert die Durchblutung in den Muskeln und lindert den Schmerz. Am besten steuerst du nach deiner Einheit direkt den Saunabereich deines Studios oder des Schwimmbads in deiner Nähe an.

3. Gönn dir eine Massage: Aber nicht jede ist geeignet! Starkes Kneten schadet dem verletzten Gewebe. Besser ist sanftes Streiche(l)n, das die Regeneration fördert. Es muss also nicht der Masseur sein, vielleicht kann deine Freundin dich unterstützen.

4. Treib Sport: Schon wieder? Ja, aber ohne dich zu überfordern. Sanfte Bewegung tut gut, denn dabei werden Abfallstoffe, die durch die Entzündungsreaktion entstanden sind, schneller abtransportiert. Das verbessert deinen Bewegungsradius und hilft der Muskulatur beim Erholen.

5. Setz auf Magnesium, idealerweise in Kombi mit Kalzium im Verhältnis 2:1. Das Mineral bekommst du in der Apotheke oder in natürlicher Form, wie sie in Bananen oder Nüssen steckt. Magnesium nimmt die Spannung aus den Muskeln.

6. Benutz Sportsalben: Solche Cremes fördern ebenfalls die Durchblutung und helfen so bei der

Regeneration. Zudem wirkt das Einreiben wie eine Art Lymphdrainage. Der Vorteil daran ist, dass die Gewebeflüssigkeit besser abtransportiert wird und die Schwellung in den Muskelfasern zurückgeht. Mein Tipp: Immer zum Herzen hin massieren, das unterstützt den Blutfluss. Achte darauf, ob die Creme noch haltbar ist. War sie länger als drei Monate geöffnet, besorge dir lieber eine neue.

7. Tu nichts: Auch gut! Der Kater ist meist nach drei Tagen vorbei, hinterlässt keine bleibenden Schäden und schützt mehrere Wochen lang vor einem neuen.

Allerdings gibt es auch zwei NO-GOS zum Thema Muskelkater:

1. Intensive Dehnungen: Die Muskeln sind bereits stark beansprucht, intensives Dehnen nach der sportlichen Betätigung kann zu weiteren Rissen in der Muskulatur führen. Sinnvoll ist eine Dehnung der verletzten Muskulatur erst nach fünf bis sieben Tagen.

2. Kräftiges Kneten: Zu starke Massagen stellen eine zusätzliche mechanische Irritation der bereits geschädigten Muskeln dar und verzögern somit den Heilungsprozess. Also im wahrsten Sinne des Wortes: Finger weg!

Keine Ausreden

Ausreden gibt es nicht. Punkt. Bei der Frage „Trainiere ich heute oder trainiere ich heute nicht?" darfst du keine Kompromisse zulassen: Deine Gesundheit ist nicht selbstverständlich. Wenn du fit und gesund sein willst, musst du etwas dafür tun.

Selbstmotivation ist das A und O, um der Körperträgheit zu entkommen und endlich aktiv zu werden. Im Winter ist es für Bewegungsmuffel einfach, sich vorm Sport zu drücken: Es ist zu kalt, es liegt zu viel Schnee, es ist viel zu dunkel, ich bin zu müde, eine Erkältung ist im Anmarsch …

Im Sommer ist es hingegen oft zu heiß oder die Freunde sind im Beach Club – da muss ich unbedingt dabei sein. Und was hindert dich im Herbst? Oder im Frühling? Sicherlich fallen dir viele weitere Gründe ein, warum du gerade heute keinen Sport treiben kannst.

Richtige Argumente sind das meistens nicht. Vielmehr handelt es sich um fadenscheinige Ausreden, die dazu dienen, das Gewissen zu besänftigen. In Wahrheit wissen wir doch alle: Sport ist wichtig für den Körper. Doch zwischen Wissen und Umsetzung sitzt er, der innere Schweinehund, und hat es sich schön gemütlich gemacht.

Wie diese Dogge überhaupt dort landen konnte? In der heutigen Konsumgesellschaft, in der wir selbst kurze Strecken mit dem Auto oder der Bahn zurücklegen und in der wir im Supermarkt um die Ecke alles bekommen, was das Herz begehrt, bleibt bei vielen von uns das Gefühl für den eigenen Körper auf der Strecke. Statt trainiert wird konsumiert, was das Zeug hält. Kein Wunder also, dass wir immer träger, dicker und kränker werden.

Bewegung ist nicht so leicht zu haben wie eine Flasche Milch oder eine Zeitung vom Kiosk, man kann sie nicht konsumieren. Hierfür musst du agieren, den Allerwertesten hochkriegen und selbst aktiv werden!

Wichtig ist, sich nicht zu überfordern. Sonst geht die Lust auf Bewegung gleich wieder verloren. Tut nach dem ersten Anlauf tagelang jeder Körperteil so richtig weh, gibt es bestimmt keinen nächsten Versuch. Wer jahrelang keinen Sport getrieben hat, sollte zunächst versuchen, sich regelmäßig seinem Trainingsniveau entsprechend zu bewegen. Dazu muss man keine Fitnessmaschine sein.

Egal wie intensiv du trainierst, Sport und Bewegung an der frischen Luft tun unserem Organismus gut, fördern das Wohlbefinden und die Gesundheit. Im Gegenzug kann permanente Trägheit ernste gesundheitliche Folgen nach sich ziehen. Zum Beispiel entstehen durch häufiges Sitzen Verspannungen im Wirbelsäulenbereich. Kopfschmerzen, gemeine Rückenschmerzen und im schlimmsten Fall ein Bandscheibenvorfall können die Quittung dafür sein. Trainierte Bauch- und Rückenmuskeln halten die Wirbelsäule aufrecht und bilden so einen Schutzschild gegen Beschwerden. Auch wenn das nach einer Alterskrankheit klingt: Wer zu viel auf der Couch lümmelt, kann selbst in jüngeren Jahren von Arthrose betroffen sein. Denn der Knorpel in den Gelenken wird durch Bewegung ernährt und geschmeidig gehalten. Bleibt diese aus, verkümmert der Knorpel. Das tut weh und lässt sich in der Regel nicht mehr rückgängig machen! Wer sich vom Bett nur zum Auto, in den Fahrstuhl, auf den Bürosessel und wieder zurück bewegt, darf sich übrigens auch nicht wundern, wenn er ständig erkältet ist und Probleme mit der Verdauung hat. Bewegung hält die körpereigene Armee in Kampfstellung und sorgt dafür, dass die Organe ihre Aufgaben reibungslos erledigen können. „To train or not to train?" darf also keine Frage des Wollens sein. Vielmehr solltest du deiner Gesundheit zuliebe alles daransetzen, einen Sport zu finden, der dir langfristig Spaß macht. Selbst unfitte und kranke Menschen können trainieren. Um Überforderung und dadurch entstehende Beschwerden vorzubeugen, sollten sich chronisch Kranke und untrainierte Menschen über 35 Jahren jedoch vorher besser beim Arzt durchchecken lassen.

Ich verspreche dir: Ist der erste Schritt gemacht und der Spaß an der Bewegung (wieder) da, wirst du so schnell nicht mehr aufhören wollen. Was mich da so sicher macht? Die netten Begleiterscheinungen wie Gewichtsverlust, Glücksgefühle und ein besseres Körpergefühl – die dich motivieren, weiterhin am Ball zu bleiben. Falls dir jetzt immer noch eine Ausrede einfällt, warum du heute nicht anfangen kannst, lies einfach weiter. Ich kenne diese EXCUSES nämlich alle und weiß, warum sie alle ein NO verdienen.

1. Mir fehlt die Zeit für Sport

Hand aufs Herz: Wie viel Zeit verbringst du vor dem Fernseher? Wie viel Zeit vor dem Computer? Oder mit anderen (sinnfreien) Beschäftigungen wie stundenlang auf Facebook unterwegs zu sein? Die meisten Zeitfenster tun sich schnell auf, wenn du mal darüber nachdenkst, wie dein Tag abläuft. Dabei solltest du dir diese Frage stellen: Wie wichtig ist mir mein Körper, meine Gesundheit, mein Wohlbefinden?

Vielleicht lässt sich das Sporttreiben ja mit Dingen kombinieren, die dir Freude bereiten: So könntest du mit nicht-virtuellen Freunden zum Sport gehen und anschließend noch gemeinsam eine Weile gemütlich zusammensitzen. Hilfreich ist es, das Training fest im Kalender einzuplanen, so wie beispielsweise einen wichtigen beruflichen Termin.

Die Meinungen, wie viele Stunden oder Minuten pro Woche ein Mensch Sport treiben sollte, gehen auseinander. Die Empfehlungen reichen von zehn Minuten am Tag bis zu einer Stunde drei- bis viermal in der Woche. Letztlich kommt es weniger auf eine feste Zahl von Minuten an als vielmehr darauf, regelmäßig aktiv zu sein – etwa drei- bis viermal pro Woche, am besten mit einem Tag Pause für die jeweils beanspruchten Muskelpartien. Mein 21-Tage-Programm ist übrigens so abgestimmt, dass du auch mehrere Tage hintereinander trainieren kannst.

2. Ich bin zu müde

Sobald der Körper in Bewegung und der Kreislauf auf Touren ist, verschwindet die Müdigkeit von selbst. Eine Sache solltest du beachten: Meine Erfahrung zeigt, dass abendliche Intensiv-Sporteinheiten bei manchen Menschen den Schlaf negativ beeinträchtigen können. Gehörst du dazu und bist am Abend nach der Arbeit total erschöpft, lege dein Sportprogramm am besten auf den Morgen. Wer das eine Zeit lang getan hat, möchte es meistens nicht mehr missen. Der Tag beginnt ganz anders – und gerade Morgensportler empfinden die Anforderungen des Alltages oft als weniger herausfordernd. Schließlich baut Bewegung Stresshormone ab. Je weniger im Körper sind, desto gelassener reagieren wir. Auch auf die schlechte Laune des Chefs …

3. Es regnet in Strömen

Schlechtes Wetter gibt es nicht, nur unpassende Kleidung! Läufst du im Regen, kannst du noch stolzer auf dich sein. Schön-Wetter-Läufe kann jeder! Wer bei Regen nicht joggen möchte, dem stehen viele Alternativen zu Auswahl. Das NO EXCUSES!-Programm kannst du locker zu Hause absolvieren.

4. Die Kinder können nicht allein bleiben

Gerade weil du Kinder hast, solltest du besonders auf deine Gesundheit achten und dich fit halten. Die brauchen dich schließlich noch eine ganze Weile, und zwar voll funktionsfähig. Nimm die Kinder doch einfach mit oder animiere sie, auch zu sporteln. Ich habe schon öfter kleine Gruppen von Müttern auf dem Spielplatz trainiert. Während die Kleinen im Sandkasten tobten, konnten wir unsere Fitnessübungen machen. Das Schöne daran war, dass sich immer mehr Mütter und Väter anschlossen.

Du kannst auch mit deinen Kids – anstatt sie mit dem Auto zu fahren – gemeinsam zur Schule spazieren. Oder sie auf dem Fahrrad begleiten. Die Bewegung tut auch den Kindern gut. Am besten bindest du die ganze Familie in dein Fitnessprogramm ein. Unternehmt doch mal eine gemeinsame Radtour, geht schwimmen oder wandern. Vielleicht habt ihr Lust, einen Kletterpark zu besuchen? Solche Unternehmungen machen auch den Kindern und der Partnerin Spaß – die sich besonders darüber freut, dass du eine kreative Freizeitbeschäftigung anregst – und schweißen die Familie zusammen. Obendrein schaffen sie den perfekten Ausgleich zum vielen Sitzen in der Schule, am Computer, vor dem Fernseher oder hinter dem Steuer.

5. Sport ist langweilig

Bist du mal geklettert? Hast du schon Kampfsport gemacht? Warst du bereits tanzen oder Teil eines Teams? Sport ist nicht gleich Sport. Finde heraus, welche Art von Bewegung dir Freude bereitet, in welchem Kampf- oder Fitnessstudio du dich gut aufgehoben fühlst. Vielleicht begleitet dich auch ein Freund oder eine Freundin, am besten an einem festen Wochentag immer zur gleichen Uhrzeit. Rituale lassen sich leichter umsetzen als sich ständig verschiebende Termine. Oder du gründest mit ein paar Freunden eine Sportgruppe: Das kann beispielsweise eine Laufgruppe sein, die sich morgens im Park trifft und – wie in China üblich – gemeinsam auch Qigong oder Gymnastik macht. Oder eine Schwimmgruppe, die danach gemeinsam in die Sauna geht, oder eine Mountainbike- oder Wandergruppe, die ihre Touren mit Sightseeing in der Natur verbindet.

6. Bewegung ist nicht mein Ding

Ein Sportwissenschaftler aus Köln sagte einmal: „Wer sich keine Zeit für Bewegung nimmt, wird sich irgendwann ganz viel Zeit für seine Krankheiten nehmen müssen." In diesem Punkt stimme ich ihm zu! Denn wer von sich sagt, sich nicht gern zu bewegen, ist auf dem besten Weg, steif und übergewichtig zu werden. Setz dir kleine, realistische Ziele, wie etwa fünf Minuten meine Übungen (ab Seite 57) auszuführen oder eine kurze Runde um den Block zu joggen. Lass dich nicht entmutigen. Treib lieber ab und zu ein bisschen Sport als gar keinen. Belohne dich für deinen Einsatz mit schöner Sportkleidung (darin trainiert es sich auch besser), guten Laufschuhen oder einem neuen Fahrrad. Trainiere, solange es dir Spaß bereitet, ohne dich zu überfordern. Im Laufe der Zeit wirst du deine Beweglichkeit und Ausdauer quasi nebenbei verbessern.

7. Ich weiß nicht, welchen Sport ich treiben soll …

Grob geschätzt existieren über 450 verschiedene Sportarten. Tendenz steigend. Da wird ja wohl eine für dich dabei sein!? Wenn dir die Auswahl zu groß ist, hilft dir vielleicht folgender Ansatz: Warst du als Kind beim Feldhockey? Oder der beste Schwimmer deiner Klasse? Worauf ich hinauswill: Gibt es Erfolge, an die du anknüpfen kannst? Lass deine Vergangenheit wiederaufleben und schau mal, ob die Begeisterung in dir wie ein Phönix aus der Asche aufsteigt. Natürlich kannst du auch etwas Neues ausprobieren, das du schon immer einmal testen wolltest: Squash, Ringen, Kung-Fu, Golf, Turnen, Kickboxen, Tennis, Wasserball …

Manche Menschen sind eher Einzelkämpfer, trainieren am liebsten allein für einen Marathon. Andere bevorzugen Sport zu zweit oder in der Gruppe. Finde einfach heraus, wobei du dich am wohlsten fühlst. Wenn du eine Sportart entdeckt hast, die dir gefällt und guttut, brauchst du keine Ausreden mehr. Fernseher und Computer wollen keine Rechtfertigung, warum du sie immer seltener einschaltest. Das gute Gefühl, fitter, beweglicher und selbstbewusster zu sein, steht dann über allem anderen.

8. Meine Lieblingsserie läuft im Fernsehen

Bitte, was? Wie kannst du sie deine Lieblingsserie nennen, wenn du sie nicht auf DVD hast oder online abrufen kannst? Sport wegen einer Fernsehsendung zu verschieben ist nicht nur old-school, sondern auch echt (pardon) dämlich. Wie kann eine Serie, die man immer wieder anschauen kann, wichtiger sein als der eigene Körper? Fang endlich an, deine eigene Geschichte nach deinem eigenen Drehbuch zu schreiben, und treib Sport!

9. Sport ist so anstrengend

Gut so! Sport soll ja auch anstrengend sein. Denn ohne die Anstrengung wäre das Training nichts wert. Auf einmal merkt man nämlich, dass nicht alles ohne Probleme machbar ist, und kann sich besser in erfolgreiche Menschen hineinversetzen. Den wenigsten fällt der Erfolg zu. Das lässt sich auf alle Lebensbereiche übertragen: auf Profisportler genauso wie auf Jedermann-Triathlon-Finisher und Geschäftsführer gewinnbringender Unternehmen. Ich wette mit dir, dass die meisten ihren Einsatz als anstrengend, aber zufriedenstellend ansehen. Er war notwendig. Und ganz ehrlich: Irgendwann wird man süchtig nach der Anstrengung. Und niemand erwartet von dir, dass du direkt mit Extremsport einsteigst. Am allerwenigsten solltest du selbst das tun. Dein Ziel sind die kleinen, aber permanenten Steigerungen.

10. Zwischen den Sportskanonen fühle ich mich unwohl

Das ist normal und geht am Anfang jedem so. Das Fitnessstudio ist neu, alle Leute sehen so aus, als seien sie auf dem Sportgerät geboren, auf dem sie gerade trainieren. Kurz: Du fühlst dich komplett deplatziert. Aber: Der häufigste Grund, warum du dich in einem Fitnessstudio nicht wohlfühlst, ist der, dass du nicht oft genug hingehst. Du bist es nicht gewohnt. Bist du hingegen öfter im gleichen Gym, sind dir die Umgebung und die anderen Mitglieder besser vertraut. Mit jedem Besuch wird dein Selbstvertrauen wachsen. Glaub mir, du wirst nicht mehr so sehr auf die anderen achten. Konzentriere dich einfach auf dich und dein Programm!

Ach ja, da war doch noch etwas. Manche Menschen schämen sich richtig, vor anderen aktiv zu werden. Scham bremst. Ich verstehe das Argument aber sehr gut. Schließlich war ich selbst auch einmal übergewichtig. Die Lösung ist denkbar einfach: Such dir Unterstützung und am besten einen Trainingspart-

ner – vielleicht unter deinen Verwandten, Bekannten, Freunden. Zu zweit geht alles leichter. Sobald die ersten Erfolge kommen, tritt ein gesundes Selbstbewusstsein jedes Schamgefühl in die Tonne.

11. Ich war lange nicht mehr beim Training, da muss ich heute auch nicht ...

Dieser Denkansatz ist extrem falsch! Wer nie anfängt, kann keine Fortschritte verzeichnen. Gehe auch bei der Trainingsplanung in kleinen Schritten voran. Wenn du es diese Woche nur einmal geschafft hast, Sport zu treiben, ist das besser als keinmal. Versuch einfach, die Woche darauf zweimal zu trainieren und die Woche darauf dreimal. Dann bist du (wieder) gut dabei und hältst die Häufigkeit auf diesem Level. Lieber langsam beginnen und dafür später konstant „hoch" weitermachen.

Dein Back-up

Nur deine Selbstmotivation kann dich nach vorn bringen. Sie ist dein innerer Antrieb. Alles, was du tust, tust du für DICH und nicht für andere – für deine Gesundheit, für dein Selbstwertgefühl und für deine Zukunft. Sicherlich gibt es Momente und Tage, an denen deine Motivation zu wünschen übrig lässt. Genau für solche Situationen brauchst du Mechanismen und Rituale, um bewusst gegenzusteuern. Die fünf besten mentalen Werkzeuge bekommst du von mir:

Motivation durch Visualisierung: Alles fängt in deinem Kopf an!

Wenn du dich für einen Wettkampf (und auch ein Training kann ein Wettkampf sein – mit dir selbst) motivieren willst, schließe die Augen. Anstatt ängstlich in eine Richtung zu starren, stelle dir vor deinem geistigen Auge vor, wie du diesen Wettkampf gewinnst. Male dir jede Bewegung, jede Situation, die dich zum Sieg führt, ganz genau aus. Erfolge verleihen ein gutes Gefühl. Warum sollten wir das nicht schon vorher nutzen?

Motivation durch Programmierung: Deine innere Welt erschafft deine äußere Welt!

Rede dir auf keinen Fall selbst ein, dass du dich „nicht konzentrieren kannst" oder dass du diese Aufgabe „nie bewältigen wirst". Dein Scheitern wäre vorprogrammiert. Du kannst diese negativen Gedanken nicht ausschalten? Schreib sie auf ein Blatt Papier und zerreiß es. Dieses reinigende Ritual hilft, die Schwarzmalerei zu vergessen. Stattdessen solltest du dir einreden, dass dir die Aufgabe „Spaß macht" oder „ein Kinderspiel ist". Auch wenn du (noch) nicht ganz davon überzeugt bist, programmierst du so dein Unterbewusstsein auf Erfolg.

Motivation durch Belohnung: Du weißt, was dir zusteht!

Lässt du dich durch Prämien oder Geschenke dazu bewegen, etwas zu tun? Dann nutze diese Eigenschaft und stelle dir selbst Belohnungen in Aussicht. Das kann beispielsweise ein Buch, ein Kinobesuch oder ein Ticket für das nächste Sportfinale sein. Wähle die Dinge, die du wirklich gern hast, und schreibe sie auf. Dann vereinbarst du mit dir selbst Deals wie „Wenn ich diese Woche dreimal zum Sport gehe, kaufe ich mir die Jacke, die ich mir schon so lange gewünscht habe". Das Allerwichtigste ist: Betrüge dich niemals selbst um deine Belohnung. Was du versprichst, musst du auch halten. Vertrau mir, du würdest dich in der Jacke nicht wohlfühlen, wenn du sie dir ohne die Trainingseinheiten kaufen würdest. Ach ja, Essensbelohnungen gelten nicht, außer, es handelt sich um ein Candle-Light-Dinner mit der Liebsten, das ihr beide rundum genießt.

Motivation durch Planung: Wenn deine Träume wahr werden sollen, wach auf!

Den Überblick über seine Aufgaben zu haben, macht es leichter, überhaupt anzufangen. Darum erstellst du dir am besten schon am Vorabend eine Liste mit den To-dos des nächsten Tages: Arbeit, Training, Freizeit oder spezielle Extras … Schreibe dir nicht nur auf, was du erledigen willst, sondern auch, wie viel Zeit du dafür brauchst. Plane dazu Pufferzeiten ein, nicht immer läuft alles nach Plan. Mein Tipp: Lege dir die unangenehmen Aufgaben auf den Tagesanfang, damit du sie schnell hinter dir hast. Streiche alle erledigten Dinge durch, damit du dein Vorankommen sehen kannst. Was du heute nicht schaffst, überträgst du abends auf den nächsten Tag.

Motivation durch Selbstlob: Vertraue dir selbst, du kannst alles schaffen!

Anerkennung ist ein riesiger Motivator. Natürlich kannst du nicht erwarten, für jede erfüllte Aufgabe Applaus zu bekommen. Um trotzdem motiviert zu bleiben, erkenne deine Leistungen einfach selbst an und schätze dich damit wert. Feiere ruhig einmal, wenn du eine unangenehme oder große Aufgabe bewältigt hast. Rocke durchs Zimmer oder stell dich vor den Spiegel und lobe dich selbst. Du kannst auch deiner Partnerin oder einem guten Freund davon erzählen. Kurz: Genieße es in vollen Zügen, fertig geworden zu sein. Wenn du Aufgaben so positiv beendest, wirst du das nächste Mal sicher viel mehr Lust haben anzufangen.

MEINE MOTIVATIONSSTORYS

„Du musst nicht perfekt sein, aber versuche, jeden Tag besser zu sein als gestern."

Von dicken Bienen: Rein wissenschaftlich gesehen ist es unmöglich, dass Hummeln fliegen können. Ihre Aerodynamik stimmt nicht, der Körper ist viel zu schwer für die kurze Spannweite der Flügel. Und, was macht das Insekt den lieben langen Tag? Richtig, Unmögliches möglich machen! Es gibt nur die Limits, die du dir selbst setzt. Darum rate ich dir, dich von den Barrieren im Kopf zu befreien! Nur weil andere sagen „Geht nicht", bedeutet es nicht, dass du es nicht doch schaffen kannst.

Von schweren Konten: Stell dir vor, du eröffnest ein Bankkonto. Als „Dankeschön" stellt dir die Bank jeden Tag 86 400 Euro zur Verfügung. Jedoch unter der „Bedingung", dass du alles von dem geschenkten Geld ausgeben musst. Der Rest verfällt um Mitternacht. Wie würdest du dich verhalten? Ich denke, wir würden alle zusehen, dass wir das Geld bis auf den letzten Cent ausgeben. Bloß nichts durch die Lappen gehen lassen, lautet die Devise! Diese Geschichte ist kein Wunschdenken. Jeder von uns hat so ein Konto. Allerdings mit Sekunden auf der Uhr anstatt mit Euros auf der Bank. Jeden Tag werden uns 86 400 Sekunden geschenkt, ohne die Möglichkeit einer Sekunden-Ersparnis. Sie verfallen am Abend und helfen uns nie wieder dabei, unser volles Potenzial auszuschöpfen. Du bist der Herr über deine Zeit. Nutze sie weise, um dein Ziel zu erreichen, und schöpfe sie ganz aus.

Vom festen Glauben: Versetze dich mal in die Lage eines Komapatienten. Du wachst ohne Erinnerung auf und man sagt dir, dass du einer der führenden Soldaten einer Bundeswehr-Spezialeinheit bist. Und dass deine Leute dich unbedingt zurückbrauchen, sobald du wieder fit bist. Stell dir nun vor, man sagt dir stattdessen, du wärst Musiklehrer und würdest für den Wehrdienst gebraucht. In welcher Situation würdest du mehr Einsatz zeigen, dich viel selbstbewusster benehmen? Was ich sagen will: Wer von sich restlos überzeugt ist, kann alles schaffen. Die Hoffnung, gut zu sein, reicht nicht. Überspiel deine negativen Gedanken mit positiver Energie und vertraue auf dich. Erfolg hat viel mit deinem Selbstbild zu tun. Genau diese Gedanken verkörperst du automatisch nach außen.

„Nutze deinen Tag als Chance, etwas zu tun, das dich weiterbringt!"

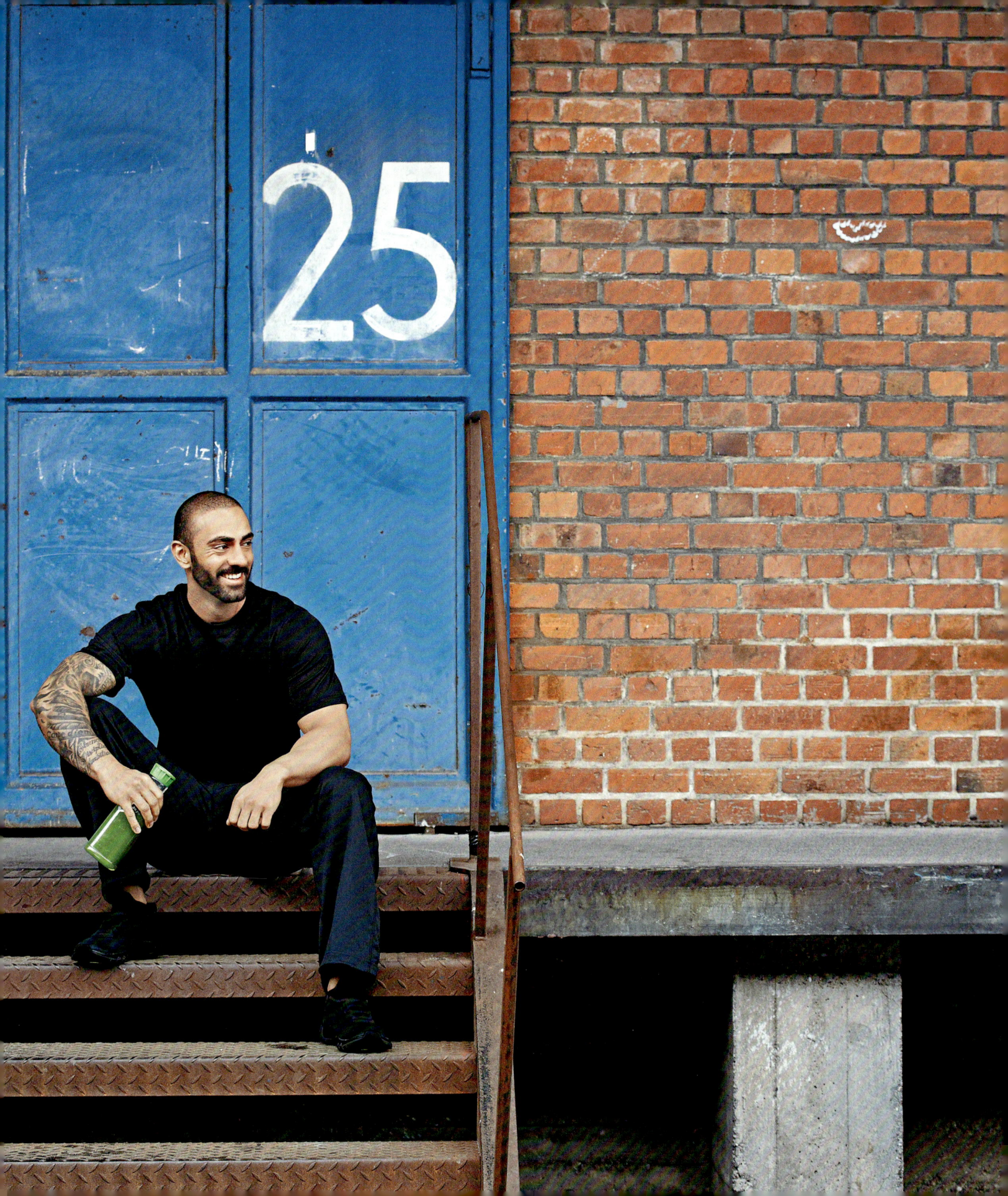

DIE ERNÄHRUNG – BENZIN FÜR EINEN ATHLETEN

Es kommt nicht nur auf das Training an –
die richtige Ernährung macht einen Großteil der Erfolge beim Sport aus.
Übernehme aktiv Verantwortung für jede deiner Mahlzeiten.
Dein Körper wird es dir danken – schneller, als du „Schokoladencremetorte"
sagen kannst. Auf geht's – in ein Leben mit einem gesünderen Essverhalten,
das deine Energietanks bis zum Anschlag füllt.

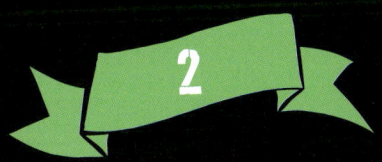
2

POWERNAHRUNG

Neben Sport ist eine meiner größten Leidenschaften das Reisen. Ich liebe es, fremde Kulturen kennenzulernen und zu verstehen, welche Bedingungen im Umfeld die Menschen und ihre Traditionen prägen. Etwas, das mich auf meinen Reisen – neben Architektur und Natur – am meisten fasziniert, sind regionale Sportarten, die man so nirgendwo auf der Welt ausübt. Auch schon oft begegnet sind mir absurde Speisen, wie Skorpion am Spieß, gegrillte Heuschrecken oder Fisch, der so extrem riecht, dass er glatt als Betäubungsmittel eingesetzt werden könnte. Das lockt manchen Touristen, mich lässt das allerdings kalt. Ich suche immer nach einer ganz anderen Besonderheit, wenn ich mich in fremden Ländern aufhalte: der kulinarischen Kraftquelle einer Kultur.

Nahezu jede Kultur dieser Erde hat eine Pflanze für sich entdeckt, die über einen besonders hohen Anteil an wertvollen Inhaltsstoffen verfügt. Die Powerpflanze des Landes. Sie gibt Kraft, füllt die Nährstofftanks mit Vitaminen und Mineralstoffen und sorgt den ganzen Tag für Energie, im besten Fall, ohne sie am Ende des Tages wieder zu rauben – so wie übermäßiger Kaffeekonsum es tun kann.

Superfoods – Kicks aus der Natur

Alle besonderen Pflanzen, die ich für mich aufgespürt habe und die es mittlerweile auch hierzulande zu kaufen gibt, habe ich für dich hier zusammengestellt. Du kannst dir jeden Tag einen Power-Shake aussuchen. Wenn es einmal schnell gehen muss, nimmst du die Zutaten einfach pur oder mit etwas Wasser ein.

Macawurzel – mehr Lust und Leistung

Diese Powerknolle aus Peru ist echtes Sportler-Gold. Neben einem hohen Anteil an Proteinen verfügt sie über einen besonders hohen Anteil an essenziellen Aminosäuren, Eisen, Jod und Kalzium. Die Kombination der Inhaltsstoffe führt zu erhöhter Leistungsfähigkeit, die sich angeblich auch auf die Libido des Mannes auswirkt. Mehr Energie, mehr Lust und ein besseres Immunsystem – was will man mehr? Die Knolle schmeckt ähnlich wie Kresse und wird am besten als Pulver verwendet (Reformhaus, 150 Gramm circa 15 Euro). Die Anwendung ist einfach, denn du kannst das Pulver nahezu jedem Frühstück beigeben. Bei Müsli, Joghurt oder Shake einfach einen Teelöffel Macapulver untermischen. Bei Hauptmahlzeiten zum Beispiel zwei Esslöffel in die Suppe unterrühren oder einen Teelöffel zum Salatdressing dazugeben – fertig ist der Powerschub.

Chiasamen – mexikanische Proteinwunder

Übersetzt man „Chia", ist eigentlich auch schon alles gesagt: „Stärke" bringen diese kleinen Samen, die bereits in der Küche der alten Maya Hauptbestandteil waren. Sie dienten Laufburschen als Kraftspender und gelten bis heute als Nährstoffwunder. Sie enthalten unter anderem hohe Mengen an Kalium, Kalzium, Eisen und Eiweiß. Für unser Vorhaben abzunehmen und Muckis aufzubauen, sind die kleinen Samen aus zwei Gründen wichtig: Durch ihren hohen Anteil an Nähr- und Ballaststoffen liefern sie energetische Ausdauer und dämmen gleichzeitig das Hungergefühl. Zusätzlich quellen sie stark auf,

SHAKE-REZEPTE

MEIN MACA-SHAKE

½ Salatgurke ∘ 1 Karotte ∘ 1 rote Paprika
1 EL Macapulver ∘ 1 TL Olivenöl
20 ml Sanddornsaft ∘ 50 ml Wasser

ZUBEREITUNG

Gemüse waschen, putzen und in kleine
Stücke schneiden. Alle Zutaten in einen Mixer geben,
morgens oder mittags einen Shake trinken.

TIPP

Aufgrund des hohen Vitamin-C-Gehaltes
im Sanddornsaft nicht abends trinken,
da Vitamin C ein Muntermacher ist und
es sonst zu Einschlafschwierigkeiten
kommen könnte.

MEIN CHIASAMEN-SHAKE

1 Banane ∘ 200 ml fettarme Biomilch
2 EL Chiasamen ∘ 1 EL Honig

ZUBEREITUNG

Bananen schälen und klein schneiden. Zusammen
mit den restlichen Zutaten in einen Mixer geben
und nach dem Training genießen.

TIPP

Chiasamen sind in ihrem Herkunftsland
Mexiko schon seit jeher bekannt
und bewährt, weil sie lange sättigen
und Power geben. Da sie keinen Eigen-
geschmack haben, eignen sie sich
hervorragend zum Untermischen.

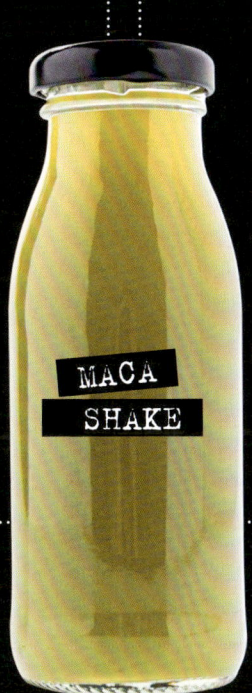

MACA
SHAKE

SHAKE-REZEPTE

MEIN GRANATAPFEL-SHAKE

1 Ananas ∘ 1 Granatapfel
250 ml Kokoswasser

ZUBEREITUNG

Ananas schälen und klein schneiden.
Granatapfel aufschneiden,
Kerne herauslösen.
Alle Zutaten in einen Mixer
geben und ganztags genießen.

MEIN MATCHA-SHAKE

1 Apfel ∘ 1 Karotte ∘ 1 Orange
1 EL Matchapulver ∘ 50 ml Wasser

ZUBEREITUNG

Apfel und Karotten waschen und putzen.
Orange schälen. Alles klein schneiden, mit
den restlichen Zutaten in einen Mixer geben
und morgens oder mittags genießen.

TIPP

Diesen Shake bitte nicht abends trinken,
da er aufgrund des hohen Koffeingehaltes
im Matchapulver mit Sicherheit zu Einschlafstörungen führen wird.

SHAKE-REZEPTE

MEIN SUPERKRAFT-SHAKE

200 g Erdbeeren oder Blaubeeren
20 g Gojibeeren ∘ 2 EL Aloe-vera-Saft
200 ml Sojamilch

ZUBEREITUNG

Beeren waschen und mit den restlichen Zutaten in einen Mixer geben. Als Zwischenmahlzeit tagsüber genießen.

TIPP

Aloe-vera-Saft wird aus der Aloe-vera-Pflanze gewonnen, der Wüstenlilie, die als die Kaiserin der Heilpflanzen gilt. Denn sie ist unter anderem ein natürliches Mittel gegen Krebs (Onlineversand/Reformhaus, 1 Liter circa 9 Euro).

MEIN SPIRULINA-ALGEN-SHAKE

1 Karotte ∘ ½ Salatgurke ∘ 1 Apfel ∘ 1 Rote Beete
½ Salatgurke ∘ 100 ml Wasser
2 EL Spirulina-Algen-Pulver

ZUBEREITUNG

Karotte, Gurke und Apfel waschen und putzen. Rote Beete schälen, alles klein schneiden. Zusammen mit den restlichen Zutaten in einen Mixer geben und nach dem Training genießen.

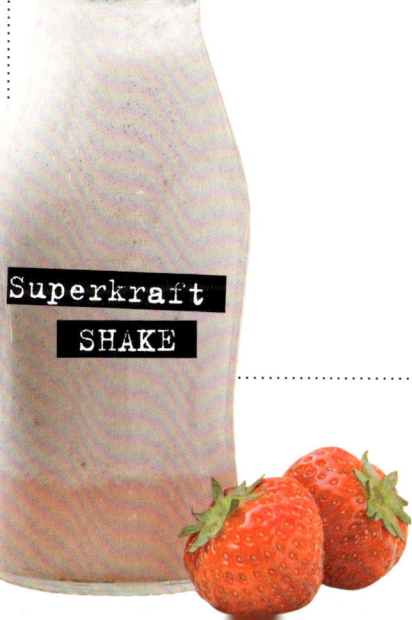

SHAKE-REZEPTE

MEIN WAKE-UP-SHAKE

1 TL Guaranapulver ∘ 2 EL Choco-Whey-Proteinpulver
1 TL Macapulver ∘ 1 EL Kokosraspeln ∘ 300 ml Wasser

ZUBEREITUNG

Alles rein in den Mixer, rauf auf die Durchdreh-Taste und raus mit dem Shake direkt in deinen Mund! Wirkt direkt nach dem Aufstehen besser als jeder Kaffee!

MEIN PUMPING-IRON-SHAKE

2 Bananen ∘ 1 Handvoll junge Spinatblätter
1 EL Chiasamen ∘ 1 EL Macapulver
2 EL Vanille-Whey-Proteinpulver
300 ml Wasser

ZUBEREITUNG

Bananen schälen und klein schneiden. Spinatblätter waschen und trocken tupfen. Alle Zutaten in den Mixer geben und den Shake direkt nach dem Training trinken.

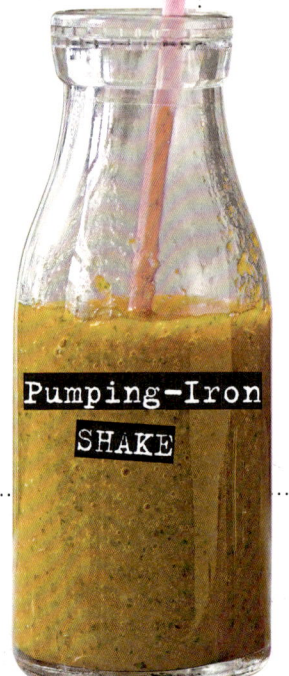

Pumping-Iron
SHAKE

SHAKE-REZEPTE

MEIN SUPERMAN-SHAKE

1 Tomate ∘ 1 roter Apfel ∘ 1 Rote Beete
1 EL Macapulver ∘ 1 TL Guaranapulver
1 EL Chiasamen ∘ 1 EL Blütenpollen
1 EL Schwarzkümmelöl oder Olivenöl ∘ 300 ml Wasser

ZUBEREITUNG

Tomate und Apfel waschen und putzen, Rote Beete schälen. Alles klein schneiden und zusammen mit den restlichen Zutaten in den Mixer geben. Genieße den Drink morgens nach dem Aufstehen oder 45 Minuten vor dem Training.

MEIN ANTI-STRESS-SHAKE

1 Banane ∘ 100 g Blaubeeren ∘ 1 EL Acaipulver
2 EL Vanille-Whey-Proteinpulver ∘ 300 ml Wasser

ZUBEREITUNG

Banane schälen und klein schneiden, Blaubeeren waschen. Alle Zutaten in den Mixer werfen und diesen anschmeißen, bis alles zu einem Shake verrührt ist. Trink den Shake direkt nach dem Training, um die Muskeln und dich zu entspannen.

SHAKE-REZEPTE

MEIN STRONGMEN-SHAKE

2 Bananen ○ ½ Ananas ○ 1 EL Gojibeeren
1 EL Macapulver ○ 1 EL Blütenpollen
200 ml Kokosmilch

ZUBEREITUNG

Bananen und Ananas schälen und klein schneiden.
Gojibeeren waschen. Alle Zutaten in den Mixer geben
und morgens als Frühstück genießen. Wenn der Shake
zu dickflüssig ist, kippe etwas stilles Wasser hinzu.

TIPP

Beim Kauf der Gojibeeren unbedingt auf
gute Qualität achten. Ideal sind sonnengetrocknete
und ungeschwefelte Gojibeeren der Sorte
„Lycium barabarum". Diese gibt es in Asia- oder
Naturkostläden, diversen Onlineshops und im
Reformhaus zu kaufen (1 Kilo circa 25 Euro).

MEIN HULK-SHAKE

½ Brokkoli ○ 2 Stangen Sellerie ○ ½ Salatgurke
1 TL Moringapulver ○ 1 TL Chiasamen ○ 1 TL Salz
½ TL Matchapulver ○ 300 ml Wasser

ZUBEREITUNG

Gemüse waschen und putzen, Brokkoli in kleine
Röschen zerteilen, Sellerie und Gurke klein schneiden.
Mit den restlichen Zutaten in den Mixer geben.
Du weißt, was zu tun ist: Mix it! Morgens direkt
nach dem Aufstehen verleiht der Shake Superkräfte
für den Tag.

was für ein starkes Sättigungsgefühl sorgt (Onlineversand/Bioladen, 300 Gramm circa 9 Euro).

Granatapfel – Medizin und Herzensstärke

Eine Frucht, die viel zu selten in der deutschen Küche verwendet wird, ist der Granatapfel. Wissenschaftliche Studien beweisen es: Die Inhaltsstoffe des Granatapfels – allen voran die hohe Konzentration an Polyphenolen – haben eine positive Wirkung auf Herz-Kreislauf-Erkrankungen, Arthritis und sogar Krebs. Zudem enthält er jede Menge an Vitaminen und Mineralstoffen – eine wahre Knallerfrucht.

Matcha – gesunder Kaffeeersatz

Matcha ist ein Tee, der zu Pulver zermahlen und häufig bei japanischen Teezeremonien verwendet wird. Wenn man die Koffeinwerte von Matchatee und Kaffee vergleicht, verfügt Matchatee über fünfmal mehr Koffein als Kaffee. Dazu enthält Matcha viele Radikalfänger, viele Vitamine sowie konzentrierte Katechine (Teeladen/Asia-Shop, 30 Gramm circa 15 Euro).

Gojibeere – Energiewunder aus Asien

Seit Jahrtausenden wird die Gojibeere in der traditionellen chinesischen Medizin eingesetzt. Kein Wunder, dass ihr solche Heilkräfte nachgesagt werden, denn sie enthält eine Unmenge an Vitaminen, Aminosäuren, Mineralstoffen … Die Beere ist ideal für Sportler, weil sie Energie liefert, das Immunsystem stärkt und die Zellen schützt.

Spirulina-Alge – die Kraft der Weltmeere

Auch eine Alge gehört zu den Superfoods, und zwar aufgrund ihres Nährstoffreichtums an Eisen, Kalzium, Magnesium, ß-Carotin und Vitaminen. Doch für uns Sportler ist ein anderer Bestandteil der Spirulina-Alge (Reformhaus, 20 Gramm circa 20 Euro) wichtiger: Die Wasserpflanze gilt als einer der größten Lieferanten für pflanzliches Eiweiß. Und Eiweiß brauchen Sportler, um Muskeln aufzubauen, denn Muskeln verbrennen Fett.

Acaibeere – natürliches Anti-Aging

Man könnte fast glauben, alles, was gesund ist, habe sich in der kleinen brasilianischen Beere versammelt: Vollgestopft mit Vitaminen von A bis E und Mineralien von Kalzium bis Kalium unterstützt die Acaibeere unser Immunsystem sowie den Zellstoffwechsel. Sie enthält zudem essenzielle Fettsäuren, die denen von Olivenöl ähneln und somit genauso gesund sind. Obendrein punktet die Beere mit einem hohen Aufkommen von Antioxidantien, die unter anderem den Alterungsprozess der Haut und des Gehirns verlangsamen (Onlineversand, 100 Gramm circa 20 Euro). Also: Her mit der Beere und rein in den Shake.

Moringa – Energie pur aus der Natur

Der Moringabaum oder -strauch ist im Himalaja und in Afrika zu Hause. Für uns Sportler ist vor allem sein hoher Gehalt an Aminosäuren (insgesamt 20), Antioxidantien (erstaunliche 46) und entzündungshemmenden Stoffen (beachtliche 36) interessant. Das alles steckt in dem Pulver, das aus Moringablättern gewonnen wird (Onlineversand, 100 Gramm circa 13 Euro). Seine Wirkung macht es quasi zu einem natürlichen Energydrink. Du fühlst dich nach dem Genuss wacher, vitaler, geistig fitter und emotional stabiler. Auch hilft das Pulver beim Abnehmen, da der hohe Nährstoffgehalt das Hungergefühl unterdrückt und die Lust auf Kalorienbomben nimmt.

ERNÄHRUNG VOR UND NACH DEM TRAINING

○

Ziel = MUSKELAUFBAU

Wenn du in den ersten 60 Minuten nach deinem Training eine Kombination aus hochwertigen Kohlenhydraten und Proteinen zu dir nimmst, baut dein Körper Muskeln auf, du füllst seine Speicher wieder und regenerierst dadurch. Am besten geeignet ist dafür ein Protein-Shake plus schnell verfügbare Kohlenhydrate (zum Beispiel Maltodextrin oder Obst) unverzüglich nach dem Training.

30 bis 45 Minuten nach dem Training isst du idealerweise eine feste Mahlzeit. Hierfür eignen sich Fisch, helles Fleisch (zum Beispiel Huhn) kombiniert mit Hülsenfrüchten und Gemüse. Hochwertige Kohlenhydrate braucht dein Körper, um Kraft fürs Training zu sammeln und damit du deine Leistung steigern kannst!

Als Anfänger empfehle ich dir, dich in den ersten drei Monaten zunächst nach den Vorgaben zum Muskelaufbau zu ernähren, also eine ausgewogene Kombination aus Eiweißen und Kohlenhydraten zu essen. Dann kannst du ab dem vierten Monat deine Ernährung an das Abnehmen anpassen.

○

Ziel = ABNEHMEN

Wenn du abnehmen möchtest, dann isst du am besten wenige Kohlenhydrate und hauptsächlich Eiweiße nach dem Training. Denn Kohlenhydrate treiben den Insulinspiegel nach oben und viel Insulin im Blut hemmt die Fettverbrennung. Wenn du nach dem Sport Eiweiß zu dir nimmst und auf Kohlenhydrate verzichtest, nutzt du folglich den niedrigen Insulinspiegel, um abzunehmen. Am besten geeignet ist dafür ein reiner Protein-Shake ohne Kohlenhydrate unverzüglich nach deiner Trainingseinheit.

30 bis 45 Minuten nach dem Training nimmst du dann idealerweise eine feste Mahlzeit zu dir, die auch komplexe, hochwertige Kohlenhydrate enthalten darf, zum Beispiel Gemüse oder Salat kombiniert mit Hülsenfrüchten und Fisch oder hellem Fleisch (etwa Huhn). Unterstützen kannst du den Abnehmeffekt noch, indem du zwei bis drei Stunden vor dem Training bereits auf Kohlenhydrate verzichtest.

Guarana – Koffein aus dem Dschungel

Stärker und zugleich milder als Kaffee. In der südamerikanischen Pflanze steckt eine Menge Koffein, das sich jedoch sanfter als das aus der braunen Flüssigkeit im Körper entfaltet. Guarana wird bei uns in Form von Kapseln, Tabletten oder Pulver angeboten, ist aber auch als Drink, Kaugummi oder Süßigkeit zu haben (Apotheke/Onlineversand, 100 Gramm circa 15 Euro). Müde Momente haben mit diesem Superfood keine Chance, was in sehr hohem Maße sowohl für den Kopf als auch für den Körper gilt. Überfordere dich also nicht! Zudem dämpft Guarana das Hunger- und Durstgefühl. Ersteres ist gut für Abnehmwillige, Letzteres ist jedoch schlecht für alle. Darum unbedingt viel trinken, wenn du irgendetwas aus der Pflanze Gewonnenes zu dir nimmst!

Timing ist alles!

Du kannst dein Training und deine Ernährung so kombinieren, dass du noch bessere Effekte erzielst: für mehr Muskelaufbau und Fettabbau zum Abnehmen. Natürlich ist das Wichtigste, was du isst. Aber gezieltes Nährstoff-Timing macht den kleinen, feinen Unterschied! Wenn du Muskelaufbau und Fettverbrennung so effektiv wie möglich steigern und steuern möchtest, achte darauf, WANN du WAS isst.

Die goldene Stunde im Sport

Nährstoff-Timing verlangt Präzision, das weiß ich aus eigener Erfahrung. Es geht um ein Zeitfenster, das – auf den Tag gesehen – so klein ist wie ein Nadelöhr: Die ersten 60 Minuten nach dem Training sind DIE entscheidende Zeit, um dein Ziel zu erreichen. Es ist die goldene Stunde. Das hat mit dem Stoffwechselpeak zu tun, auf dem sich unser Körper nach dem Training für etwa eine Stunde befindet. ALLES im Körper läuft jetzt auf Hochtouren und der Körper ist besonders aufnahmefähig und bedürftig.

Während des Trainings haben wir unsere Energiespeicher geleert. Du hast quasi den Akku einmal vollständig entladen und kannst ihn jetzt – wenn du die richtigen Zutaten wählst – POWERLADEN: In dieser goldenen Stunde entscheidest du anhand der Auswahl der Inhaltsstoffe, die du zu dir nimmst, ob du abnimmst oder eher Muskeln aufbaust.

„Morgenstund und Abendstund mit Eiweiß im Mund!"

Vielleicht magst du dir den Spruch aufschreiben und an deinen Kühlschrank heften? Für beide Zielsetzungen (Abnehmen/Muskelaufbau) ist am Morgen, direkt nach dem Aufstehen, ein Protein-Shake (etwa Whey-Protein-Isolat-Shake, der Eiweiß und Kohlenhydrate enthält) mit Wasser und etwas Koffein (zum Beispiel durch einen Esslöffel Macapulver) die beste Aktivierung des Stoffwechsels.

Auch zum Abendbrot kannst du noch Einfluss auf dein Trainingsziel nehmen. Gemüse und Eiweiß, beispielsweise in Magerquark oder Hüttenkäse, fördern die Fettverbrennung in der Nacht. Denn das nachtaktive Wachstumshormon, das die Fettverbrennung und Regeneration unterstützt, benötigt Eiweiß. Wer abends Nudeln, Reis, Süßigkeiten oder Alkohol konsumiert, lässt den Insulinspiegel in die Höhe schießen und verbrennt keine Fettpölsterchen mehr. Der Körper bekommt dann das Signal, es ist ausreichend Energie durch Kohlenhydrate vorhanden – und hebt die Fette in den Depots für „schlechte" Zeiten auf.

Protein-Shakes

Meine Meinung zu Protein-Shakes ist ganz einfach: Ja, aber …

KEINE Anabolika! Es gibt diverse sehr gut abgestimmte Protein-Shakes ohne Anabolika, die deinen Trainingserfolg sehr effektiv ankurbeln.

Ein Protein-Shake darf niemals die einzige Nahrung sein, die ein Sportler täglich zu sich nimmt. Protein-Shakes sind – und darum heißen sie auch so – NahrungsERGÄNZUNGSmittel.

Gute Zutaten für deine Protein-Shakes bekommst du übrigens im Internet auf Fitnessseiten. Hier kannst du dir die Einzelsubstanzen kaufen und diese dann zu Hause – je nach Trainingsziel – selbst anmischen. Ich darf leider keine Dosierungsempfehlung geben, da mir deine körperlichen Eckdaten, die ich in meine Empfehlung mit einbeziehen müsste, nicht vorliegen. Sprich in deinem Fitnessstudio einen Trainer an, der dich persönlich kennt und sich auch mit Kraftsport auskennt, und informiere dich auf entsprechenden Seiten im Internet.

Und hier kommt nun mein Protein-Shake-Plan für dich, alle Shakes von mir oft getrunken und für gut befunden:

Morgens

Kurz nach dem Aufstehen gibt es als Erstes einen „Activation-Shake". Der enthält folgende Inhaltsstoffe:

Activation-Shake
- Koffein – als Wachmacher.
- MCT- oder Kokosöl
- Glutamin, Whey-Protein-Isolat – Proteine für den Muskelaufbau
- Zink für den Zellschutz und das Immunsystem

Vor dem Training

Als Vorbereitung für dein Training kannst du einen „Pre-Workout-Shake" zu dir nehmen. Er enthält hochwertige Kohlenhydrate, um den Muskeln die nötige Kraft fürs Training zu liefern. Du kannst aber auch auf den Inhaltsstoff MCT-Öl (MCT = Medium-chain-Triglyceride) zurückgreifen, wenn dein Hauptziel das Abnehmen ist (Onlineversand/Reformhaus, 1 Liter circa 11 Euro).

Pre-Workout-Shake
- Koffein als Wachmacher
- Kreatin – steigert deine Muskelkraft
- BCAA (Branched Chain Amino Acid) – Protein für den Muskelaufbau
- Beta-Alanin – Steigerung der aeroben und anaeroben Ausdauer
- Kohlenhydrate (Dextrose, Maltodextrin oder MCT-Öl für diejenigen, die keine Kohlenhydrate zu sich nehmen möchten) – als Kraftquelle für den Stoffwechsel

Nach dem Training

Die Zusammensetzung deines Shakes nach dem Training hängt wie gesagt von deiner Zielsetzung ab. Willst du abnehmen, mischst du dir keine kurzkettigen Kohlenhydrate in den Drink. Willst du Muskeln aufbauen, solltest du sie beifügen, zum Beispiel in Form von Maltodextrin oder Dextrose.

Post-Workout-Shake zum Abnehmen
- Whey-Protein-Isolat, Glutamin und Kreatin, um die Muskelschäden zu reparieren
- Zink, Vitamin C, Magnesium, Kalzium für den Zellschutz und das Immunsystem

Post-Workout-Shake zum Muskelaufbau
- Whey-Protein-Isolat, Glutamin und Kreatin um die Muskelschäden zu reparieren
- Zink, Vitamin C, Magnesium, Kalzium für den Zellschutz und das Immunsystem
- Maltodextrin oder Dextrose, um die Energiespeicher aufzuladen

Etwa eine Stunde später nimmst du eine vollwertige Mahlzeit zu dir (siehe Rezeptvorschläge des Trainingsplans ab Seite 115).

Abends
Am Abend empfehle ich dir einen Casein-Shake oder einfach Magerquark mit etwas Zimt und Muskatnuss.

Schlummer-Shake
- Casein-Protein für den Muskelschutz
- Zink und Magnesium für das Immunsystem und um Zellschäden zu reparieren
- GABA (Gamma Amino Butyric Acid): Eine Aminosäure, die beruhigend auf die Nerven wirkt und so für einen erholsamen Reparaturschlaf sorgt

Das Who's Who der Wheys
Die wichtigste Zutat in den Protein-Shakes ist natürlich das Proteinpulver selbst. Der Vollständigkeit halber möchte ich erwähnen, dass es diverse Varianten gibt. So wird Pulver unter anderem aus Eiklar, Erbsen, braunem Reis, Soja und Hanf gewonnen.

Diese eignen sich für die (Laktose-)Allergiker unter euch, die letzten vier Sorten auch für Veganer. Ihr solltet nur wissen, dass der Eiweißanteil im Vergleich zu den tierischen Produkten geringer ausfällt und gerade in Hanfpulver viele Kohlenhydrate stecken. Zudem existiert das Mehrkomponenten-Pulver. Wie der Name vermuten lässt, werden hier verschiedene Eiweiße kombiniert. Leider oft in keiner guten Qualität. Ich empfehle dir daher, je nach Rezept entweder Whey-Protein-Isolat oder Casein zu benutzen.

Whey ist der englische Begriff für Molke – die Flüssigkeit, die bei der Käseherstellung als Abfallprodukt entsteht. Eigentlich enthält dieses milchige Wasser weniger als ein Prozent Eiweiß, ziehst du aber die Flüssigkeit heraus, entsteht Proteinpulver pur. Dieses hat einen entscheidenden Vorteil gegenüber anderen Eiweißarten: Seine enthaltenen Aminosäuren (das sind Bausteine der Proteine) gehen innerhalb von 20 Minuten ins Blut und kommen zügig dort an, wo sie gebraucht werden. Zum Beispiel nach dem Training an den Muskeln, die für ihr Wachstum Eiweiß benötigen. Der Aminosäurespiegel bleibt für rund 20 weitere Minuten auf maximalem Niveau, eine Stunde nach dem Verzehr sind die Werte wieder auf Ausgangsniveau, die Aminosäuren wurden bei den Aufbauarbeiten verbraucht. Whey ist also ein echter Turbo-Muskelaufbauer. Es ist sowohl als Isolat als auch als Konzentrat zu haben. Ich tendiere jedoch zum Isolat, da dort der Eiweißgehalt mit 90 Prozent um 10 Prozent höher liegt als bei dem Konzentrat.

Im Vergleich zum Whey-Protein schiebt Casein (übrigens der Anteil der Milch, der bei der Käseherstellung zum Einsatz kommt) in puncto Effekt eine ruhige Kugel. Erst drei bis vier Stunden nach seinem Genuss schwimmen seine Aminosäuren im Blut. Die Ausbeute fällt ebenfalls viel geringer aus als beim Whey. Auf einer Skala von eins bis zehn würde die Whey-Aminosäurenkonzentration eine Zehn bekommen, die vom Casein gerade mal eine Zwei. Warum es sich trotzdem lohnt, zu einem Casein-Shake zu greifen? Weil in der Ruhe die Kraft liegt. Denn durch die lahme Verstoffwechselung des Casein-Proteins wird der Muskelabbau gehemmt.

Fazit: Für eine maximale Muskelausbeute ist also beides wichtig – die Unterstützung der muskulären Aufbauarbeiten durch Whey-Protein und die Behinderung des Muskelabbaus dank Casein.

Mad of Fat

Wie soll ich als Athlet mit Fett umgehen? Eines vorweg: Fett ist nicht grundsätzlich schlecht. Im Gegenteil: Fett ist wichtig für entscheidende Stoffwechselprozesse, es liefert Energie und unser Körper benötigt Fett, um die fettlöslichen Vitamine A, D, E und K aufzunehmen. Es kommt nur darauf an, welche Fette du verwendest und in welcher Menge. Denn Fett hat doppelt so viele Kalorien wie Kohlenhydrate oder Eiweiße, deshalb solltest du nur die vom Körper tatsächlich benötigte Menge an – gutem – Fett zu dir nehmen. Gute Fette sind – wie die Bezeichnung schon sagt – gut für unseren Organismus. Wenn du in Sachen Fett alles richtig machst, hilft es dir sogar dabei abzunehmen.

Fette Freunde – ungesättigte Fettsäuren
Zu den guten Fetten zählen die einfach und mehrfach ungesättigten Fettsäuren. Sie unterstützen das Immunsystem, senken das schlechte Cholesterin (LDL), können das gute (HDL) erhöhen und wirken Entzündungsprozessen entgegen. Mittlerweile geht man auch davon aus, dass sie zur Prävention von bestimmten Krebsarten und Herz-Kreislauf-Erkrankungen beitragen. Es gibt also viele gute Gründe, gute Fette zu essen.

Einfach ungesättigte Fettsäuren findest du zum Beispiel in Avocados, Nüssen oder Olivenöl. Besonders wertvoll ist die Omega-3-Fettsäure, die mehrfach ungesättigt ist und unsere wichtigsten Stoffwechselvorgänge genauso unterstützt, wie wir es uns wünschen – laut diverser Studien hilft sie nämlich beim Muskelaufbau und Körperfettabbau. Sie kommt in fettem Fisch und in diversen Ölen vor, etwa in Raps-, Lein-, Walnuss- oder Sojaöl.

Zu den mehrfach ungesättigten Fettsäuren gehört auch die Omega-6-Fettsäure. Sie steckt allerdings in zahlreichen Lebensmitteln – unter anderem in rotem Fleisch und tierischen Fetten (auch Milchprodukten) und in vielen Ölen –, sodass wir häufig zu viel von ihr zu uns nehmen und dafür zu wenig von der Omega-3-Fettsäure.

Leider geil — gesättigte Fettsäuren
Gesättigte Fettsäuren haben einen schlechten Ruf. Zum Teil zu Unrecht. Sportler brauchen gesättigte Fettsäuren, weil sie für die Hormonproduktion, allen voran für die Produktion von Testosteron – das Energie- und Muskelaufbauhormon – wichtig sind. Außerdem hat eine Metaanalyse ergeben, dass die Blutfettwerte, die kurzfristig ansteigen, sich nicht negativ auf den Cholesterinspiegel oder die Herz-Kreislauf-Funktion auswirken. Wichtig ist, dass du vor

allem gute gesättigte Fettsäuren zu dir nimmst und sie in Maßen verzehrst. Eine sehr gute pflanzliche Quelle für gesättigte Fettsäuren ist Kokosöl. Das kannst du zum Backen und Braten verwenden.

NO WAY – die Transfette

Am liebsten würde ich die Verwendung von Transfetten in Nahrungsmitteln verbieten. Ich bitte dich inständig, all diese fiesen, kleinen Speisen mit großem Suchtfaktor auf keinen Fall täglich zu essen. Ausnahmen sind erlaubt. Die „bösen" Transfette entstehen unter anderem, wenn pflanzliche Öle stark erhitzt werden: frittierte Speisen wie Pommes, Chips, Schmalzgebäck, aber auch Blätterteig und Margarine gehören dazu. Die gesundheitlichen Gefahren, die von diesen Speisen bei regelmäßigem Verzehr ausgehen, werden in der Presse meiner Meinung nach stark verharmlost. Ich will hier jetzt keine Verschwörungstheorien anstellen, aber Studien renommierter Institute beweisen, dass Transfette krank machen und Darmkrebs und andere lebensgefährliche Krankheiten hervorrufen können. Außerdem machen sie dick, weil unser Körper sie gar nicht verwerten kann! Also: Am Cheat-Day oder zu besonderen Anlässen erlaubt, ansonsten tabu.

Vitamins – an Athlet's best Friends

Ich habe ein Experiment gemacht, das mir in Sachen Vitamine dermaßen die Augen geöffnet hat, dass ich meine Ernährung komplett umgestellt habe. Vier Wochen ernährte ich mich nur von Fast Food, also Chips, Pommes, Cola, Toastbrot und Weißmehl-Brötchen. Am Ende der vier Wochen war ich ein Wrack. Ich hatte schlechte Laune, sah aus, als wäre ich auf Drogenentzug, und brachte kaum noch die Kraft auf, mein tägliches Trainingspensum zu absolvieren. Der Grund: Weißmehl lockt das Hormon Insulin, und das macht Heißhunger auf schnell verwertbare Kohlenhydrate. Dadurch bleibt wenig Appetit auf Vitamine und andere gesunde Nährstoffe. Eine Abwärtsspirale mit fatalen Folgen für deine Gesundheit.

Vitamine sind nicht nur Prävention für Zeiten, in denen du krank bist. Vitamine machen einen glücklicheren, kräftigeren, stressresistenteren Menschen aus dir. Jetzt und hier. Versuche deshalb, möglichst viel rohes oder gedünstetes Gemüse sowie Obst in deinen täglichen Ernährungsplan einzubauen. Ich zum Beispiel habe immer Bananen dabei.

Ich erkläre dir gern, welches Obst und Gemüse du immer zu Hause haben solltest …

Bananen

Bananen sind das Sportlerobst schlechthin. Eine Banane enthält genügend Fitnessmineralstoffe für den ganzen Tag. Die darin enthaltenen Mineralstoffe Kalium und Magnesium aktivieren Enzyme, verhindern Krämpfe, die Kohlenhydrate versorgen deine Muskeln mit Energie. Das Serotonin der Banane hellt deine Stimmung auf. Praktischer Zusatzeffekt: Wenn das Tageslicht abnimmt, wird dieser Botenstoff in das Schlafhormon Melatonin umgewandelt. Tagsüber happy, nachts schlafen wie ein Baby – ausgezeichnete Voraussetzungen für ein vitales, glückliches Leben. Darüber hinaus enthalten Bananen sämtliche andere Vitamine sowie Folsäure – und verbessern so das Hautbild. Bananen sind das Rundum-sorglos-Paket.

Äpfel

Äpfel sind ein mindestens ebenso guter Allrounder wie Bananen. Sie sind laut einer US-Studie das Obst der Wahl, wenn man abnehmen will. Gleichzeitig unterstützen Äpfel den Muskelaufbau. Verantwortlich hierfür ist die sogenannte Ursolsäure. Bei der Gewichtsreduktion hilft der Apfel, weil unter seiner Schale viele Ballaststoffe namens Pektine stecken, die im Magen aufquellen und einen sättigenden Effekt haben.

Brokkoli

Seine Geheimwaffe ist Chrom. Denn Chrom nimmt großen Einfluss auf den Metabolismus und den Insulinspiegel, bremst Heißhungerattacken und stärkt das Herz. Mehr Kraft und weniger Hunger. Ein super Sportlergemüse!

Salatgurke

Sie ist das Lieblingsgemüse vieler Menschen, weil sie wenig bitter schmeckt. Die Salatgurke besteht zu 96 Prozent aus Wasser – ebenfalls gut für Sportler – und in den restlichen 4 Prozent stecken Stoffe, die du dir nicht entgehen lassen solltest: Vitamin E, B_1 und C sowie insulinartige Stoffe, die Heißhunger bremsen. Das Beste daran ist, dass sie laut ayurvedischer Heilkunde unser Powerzentrum – die Nieren – stärkt.

Blaubeeren

Schöne Haut ist nicht nur bei den Ladys ein Thema. Auch Männer wollen gesund und frisch aussehen. Regelmäßig Sport treiben, genug Wasser trinken, frische Luft und kein Industriezucker – das sind Meilensteine auf dem Weg zu jugendlicher Frische. Ein zusätzlicher Anti-Aging-Booster steckt in Blau- beziehungsweise Heidelbeeren: Anthocyane. Diese sekundären Pflanzenstoffe (Bioflavonoide) gehören zu den kraftvollsten Antioxidantien, sie neutralisieren freie Radikale und wirken auch dem Faltenbildungsprozess entgegen. Zusätzlich produziert das reichlich vorhandene Vitamin C Kollagen – ein Protein des Bindegewebes, das für glatte Haut sorgt. Ich empfehle, täglich eine Handvoll Blaubeeren ins Müsli oder in den Power-Shake zu streuen.

Erdbeeren

Diese köstlichen kleinen roten Früchtchen sind das perfekte Abnehmobst. Sie verfügen über die stoffwechselanregende Asparaginsäure und wirken entwässernd. Außerdem ist der Eisengehalt recht hoch, was die Produktion von roten Blutkörperchen und damit den Sauerstoffgehalt des Blutes erhöht – Energie pur! Ihre Salizylsäure wirkt entzündungshemmend und schmiert die Gelenke. Und sie enthalten viel Zink, was die Erdbeere auch noch zu einem natürlichen Aphrodisiakum macht.

Zwiebeln

Wenn du das nächste Mal Zwiebeln schneidest, stelle dir vor, dass deine Tränen Freudentränen sind, denn du hast allen Grund dazu: Der Stoff, der dich zu Tränen rührt, heißt Isoalliin. Zwiebeln haben davon besonders viel – das macht ihre Schärfe aus. Und das ist gut so, denn Isoalliin ist über Umwege am Bau von Taurin beteiligt, eine Aminosäure, die die Hirnanhangsdrüse dazu anregt, Fettpölsterchen zu verbrennen. Außerdem sind Zwiebeln ausgezeichnet als Entgifter geeignet. Zwiebeln – das Rohrfrei-Gemüse – fehlen bei mir in keiner Mahlzeit.

Karotten

Ich bin ein Karottenfan. Sie schmecken super in meinen Power-Shakes, sind als Snack abends mit Dip einfach

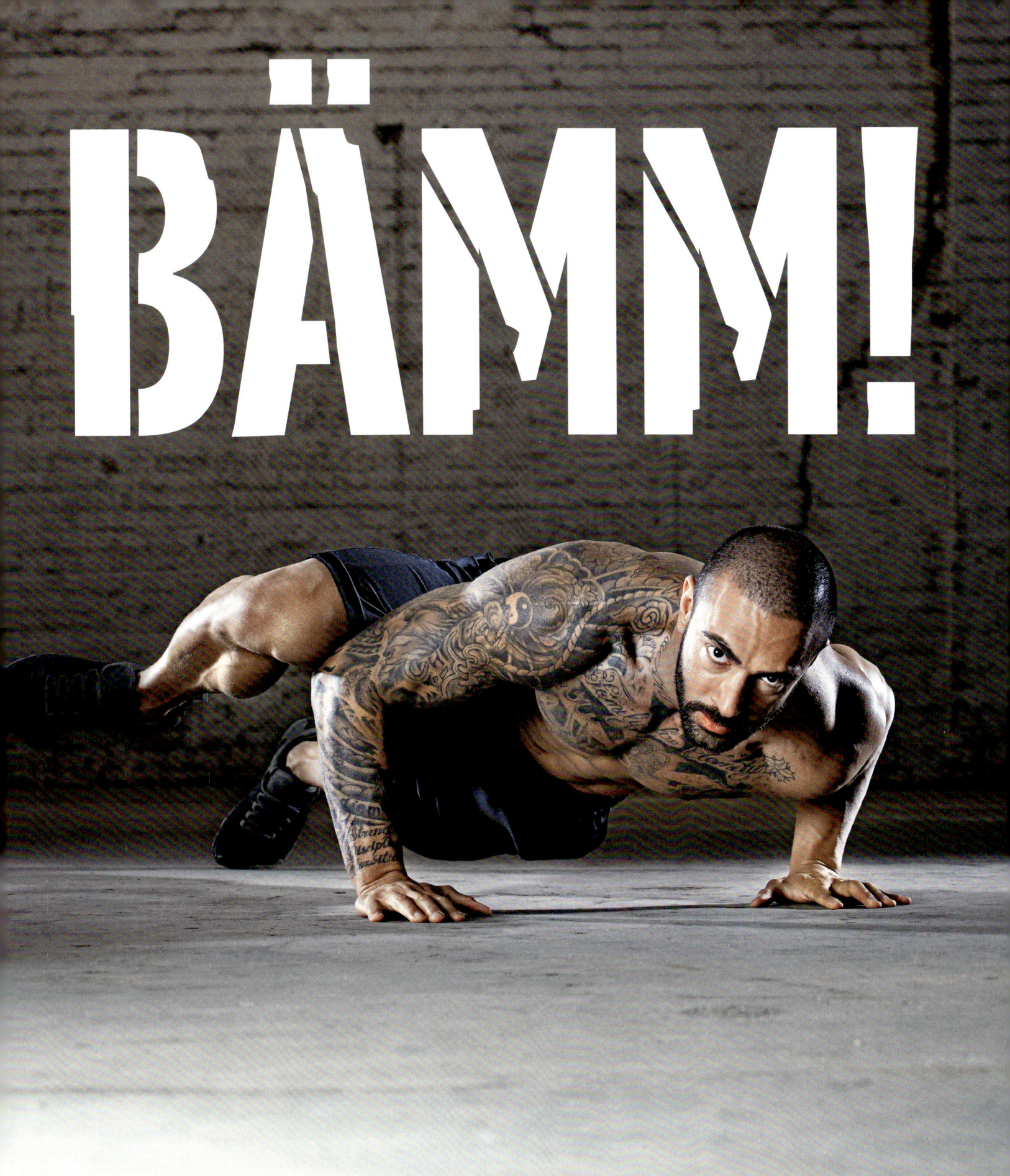

köstlich. Und dann steckt da ja auch noch eine Menge drin: A–C–E! Das viel gerühmte Vitamin-Trio taugt zwar nicht mehr für eine sensationelle Meldung, aber es hat ja, nur weil man es kennt, nicht an Wirksamkeit verloren. Die Powerkombi bremst die Hautalterung, indem sie freie Radikale unschädlich macht. Karotten kurbeln außerdem die Durchblutung an.

Tomaten

Außer Vitaminen braucht der Körper auch Mineralstoffe und Spurenelemente, und die sind in Tomaten reichlich vorhanden: Kalium, Phosphor, Kalzium, Magnesium, Natrium, Zink und Eisen. Mit diesen Inhaltsstoffen stärken Tomaten das Herz, die Knochen, versorgen alle Organe über das Blut mit mehr Sauerstoff und führen so zu mehr Leistungsfähigkeit. Und: Sie schmecken in nahezu jeder Darreichungsform einfach lecker und sind leicht und schnell zubereitet.

Avocado

Dieses Gemüse ist – je nach Zielsetzung – im Sport unterschiedlich einzusetzen. Durch seinen hohen Anteil an Fettsäuren schlägt es mit 160 Kilokalorien pro 100 Gramm ganz schön rein. Wer also hauptsächlich abnehmen möchte, sollte Avocados nur ein- bis zweimal pro Woche essen. Wer aber vor allem Muskeln aufbauen will, ist mit dieser Bombe an gesunden Fetten gut bedient. Außerdem steckt in der Avocado sehr viel Vitamin E, ein exzellenter Leistungssteigerer für Sportler.

Mango

Mangos stecken voller B-Vitamine und sind daher ein echtes Gute-Laune-Obst. Eines dieser B-Vitamine, B_6 nämlich, hilft dabei, Eiweißmoleküle zu knacken und damit das Abnehmen und den Muskelaufbau

gleichzeitig zu fördern. Also: Alles, was wir wollen, in einer Frucht. Abnehmen, Muckis und dazu noch gute Laune.

Water your Body

Zum Thema Wassertrinken gibt es ungefähr so viele Tipps, wie es Mineralwassersorten gibt. Gehen wir die größten Mythen einmal durch.

Ist zu viel trinken gefährlich?

Gefährlich wird Wasserkonsum laut Ernährungswissenschaftler Udo Pollmer erst bei sechs Litern Wasser pro Tag und mehr. Denn dann ist die Körperregulation irritiert, das Durstgefühl steigt, weil der Natriumgehalt im Blut absackt, wir ertrinken sozusagen von innen und gefährliche Hirnschwellungen sind die Folge. Das ist tatsächlich dem einen oder anderen Marathonläufer passiert. ABER dein Körper verfügt über diverse Warnsysteme, die dich vor dem Übertrinken schützen. Das Erste ist, dass dir Wasser einfach nicht mehr schmeckt. Du bist „sitt" – hast keinen Durst mehr. Also keine Angst vor zu viel Wasser, unser Problem ist eher, dass viele Sportler, und vor allem Nicht-Sportler, zu wenig Wasser trinken. Dabei ginge es ihnen, wenn sie konsequent zwei Liter Wasser am Tag trinken würden, viel besser.

Muss magnesiumreiches Wasser sein?

Magnesium- und kalziumreiches Wasser ist okay, muss aber nicht zwingend sein. Denn wenn du meine Ernährungstipps umsetzt, nimmst du ausreichend Mineralstoffe zu dir und kannst es dir sparen, das Kleingedruckte auf den Wasserflaschen zu lesen. Trinke das Wasser, das dir schmeckt, und davon zwei bis drei Liter am Tag. Falls du einmal nicht dazu kommst, deinen Magnesium- und Kalziumbedarf zu decken, empfehle ich dir Mineralwasser mit mindestens 100 Milligramm Magnesium, über 200 Milligramm Kalzium und über 1500 Milligramm Hydrogencarbonat pro Liter. Diese Mineralstoffe wirken gleichzeitig auch basisch und sorgen für einen ausgeglichenen Stoffwechsel.

Mehr Kohlensäure, wenig Durst?

Viele Menschen haben das Gefühl, dass Wasser mit Kohlensäure den Durst besser löscht als stilles Wasser. Fakt ist, dass wir im Schnitt mehr trinken, wenn das Wasser keine Kohlensäure enthält. Das kann auch daran liegen, dass das Kribbeln der Kohlensäure uns hindert, Schluck für Schluck zu trinken. Laut indischer Heilkunst sollten wir auf Kohlensäure verzichten, weil der Körper Energie aufwenden muss, um die Partikel wieder abzubauen. Energie, die wir an anderen Stellen dringender benötigen.

Die Vorbereitung: erst entgiften, dann trainieren

Ein guter Athlet lebt in einem gesunden Körper – und ein Körper kann nur gesund sein, wenn er wie eine Maschine regelmäßig gewartet und gereinigt wird. Die Reinigung ist, wie alles in diesem Buch, freiwillig, aber wer sich dieses Anti-Aging- und Kraftschub-Wunder entgehen lässt, verpasst die Chance, noch eins obendrauf zu legen, was die Effektivität von NO EXCUSES! betrifft.

Die Entgiftungswochen helfen der Leber, den Nieren, der Haut und der Lunge sowie auch allen anderen Organen, sich den täglichen Aufgaben mit mehr Energie zu stellen. Sie werden in dir ein tiefes Wohlsein hervorrufen, das du mit nichts anderem vergleichen kannst. Es ist, als hättest du einen neuen Körper.

In der Zeit solltest du – sportlich gesehen – nichts überstürzen. Ich empfehle dir, täglich meine Mobilitätsübungen aus dem 21-Tage-Programm auszuführen, um den Kreislauf in Schwung zu bringen und dich gut in deinem Körper zu fühlen.

Zunächst eine Liste mit Zutaten und Hilfsmitteln, die du dafür brauchst:

- Entsafter
- Glaubersalz
- Äpfel
- Karotten
- Paprika
- Ingwer
- Sellerie
- Grünkohl
- Tomaten
- Rote Beete
- Wasser
- Flohsamen

Was du generell meiden solltest, während dieses Programms aber auf KEINEN FALL zu dir nehmen darfst, sind Alkohol, Kaffee und Zigaretten. Dein Stoffwechsel wird geschwächt sein und kann Gifte jetzt noch weniger abarbeiten. Das heißt, dass sie deinem Körper noch mehr schaden als sonst. Während der Entgiftungsphase ist es außerdem wichtig, viel zu trinken: täglich etwa vier bis fünf Liter Wasser und Tee oder Gemüsebrühe.

Der Detox-Plan

1. bis 4. Tag

Zum Frühstück und Abendbrot gibt es einen Saft:

3 rote Äpfel

1 rote Paprika

4 Karotten

1 Rote Beete

1 Stück Ingwer, circa 1 Zentimeter

0,5 Liter Wasser

Alle Zutaten zusammen in den Entsafter geben und den Saft in Ruhe austrinken. Über den Tag verteilt isst du drei bis vier Mahlzeiten aus rohem Gemüse und Nüssen. Abends gibt es wieder den Saft. Am besten lässt du zum Abend den Ingwer weg, denn der hat eine belebende Wirkung und könnte zu Einschlafstörungen führen.

5. Tag

Wie Tag 1 bis 4, nur ohne tagsüber Nüsse und rohes Gemüse zu snacken, stattdessen vier bis fünf Liter Flüssigkeit (Wasser, Tee, Gemüsebrühe) und drei Säfte, einen zum Frühstück, einen mittags und einen abends.

6. Tag

Direkt nach dem Aufstehen einen Dreiviertelliter Wasser in eine Karaffe füllen, eventuell mit dem Saft einer frisch gepressten Zitrone vermengen und trinken. Etwa eine Stunde später kommt der wichtigste Teil der Entgiftung, und der ist nicht unbedingt der appetitlichste, aber dafür der effektivste: die Darmreinigung! Ich würde zur Unterstützung der Prozedur Glaubersalz (Apotheke) empfehlen. Es wirkt innerhalb von etwa 30 bis 60 Minuten. Bis zu acht Stunden kann die Reinigung dauern. Innerhalb dieser Zeit wirst du immer wieder zur Toilette gehen/rennen müssen. Am besten bleibst du für diesen Part der Reinigung zu Hause.

Bis Mittags gibt es nur Flüssigkeit. Deine Hauptmahlzeit: Vier bis fünf Esslöffel Flohsamen in einen halben Liter Wasser geben und trinken. Bis abends nur Wasser und Tee trinken. Am besten gehst du früh schlafen, dann denkst du nicht so viel ans Essen und der Körper kann im Schlaf so richtig schön entgiften.

7. Tag

Der härteste Tag der Entgiftung: Heute gibt es nur stilles Wasser. Gehe wieder früh zu Bett.

8. Tag

Direkt nach dem Aufstehen bereitest du dir den folgenden frischen Gemüsesaft mit dem Entsafter zu. Mittags trinkst du denselben Saft noch einmal. Dein Abendbrot ist flüssig: ein Liter Gemüsebrühe. Entweder selbst gekocht oder mit Bio-Instant-Pulver.

1 Rote Beete

1 Tomate

1 rote Paprika

1 Stange Sellerie

0,5 Liter Wasser

9. Tag

Wiederhole die Prozedur von Tag 8.

10. Tag

Heute gibt es drei bis vier Mahlzeiten aus frischem Gemüse. Rote Beete, Karotte, rote Paprika oder Tomate. Viel trinken!

11. Tag

Wiederhole die Prozedur von Tag 10.

12. Tag

Jetzt kannst du langsam wieder anfangen zu essen: ein bis zwei Mahlzeiten mageres Fleisch und zwei bis drei selbst gemixte Säfte über den Tag verteilt.

13. Tag

Heute gibt es zwei bis drei Mahlzeiten aus magerem Fleisch und zwei bis drei frische Säfte.

Ab dem 14. Tag

Ab heute würde ich dir empfehlen, jeden Morgen, zehn Tage lang, einen Esslöffel Blütenpollen (Reformhaus/Onlineversand, 1 Kilo circa 20 Euro) zu kauen und mit etwas Wasser nachzuspülen. Und baue jeden Tag eine Knoblauchzehe mit in deine Mahlzeiten ein, denn der entgiftet ebenfalls. So hast du immer eine kleine Zusatzportion Reinigung dabei. Ansonsten kannst du wieder ganz normal nach meinen Ernährungstipps essen.

In der Zeit solltest du – sportlich gesehen – nichts überstürzen. Ich empfehle dir, täglich meine Mobilitätsübungen aus dem 21-Tage-Programm auszuführen, um den Kreislauf in Schwung zu bringen und dich gut in deinem Körper zu fühlen.

Ernährungs-Know-how

Gerade wenn du eine Detox-Kur hinter dir hast, solltest du dich bewusst damit auseinandersetzen, was du danach zu dir nimmst. Natürlich gilt das auch für alle anderen Menschen.

Besser kein Light

Wer es sich im Leben immer leicht macht, kann wohl kaum mit schwerwiegendem Erfolg rechnen. Diese Einstellung lässt sich auch auf meine Haltung zu Lightprodukten übertragen. Sobald auf einer Verpackung englische oder deutsche Versprechen wie „leicht", „fettarm" oder „kalorienreduziert" steht, solltest du diese umdrehen und die Nährwertangaben auf der Rückseite ganz genau anschauen. Oft enthalten fettarme Produkte nämlich sehr viel künstlichen Zucker, um den Geschmack auszugleichen. Auch sind kalorienreduzierte Nahrungsmittel häufig immer noch eine Energiebombe, wenn auch keine Megabombe mehr – wie vielleicht ein vergleichbares Produkt. Darum gilt grundsätzlich: Finger weg von den ganzen industriell verarbeiteten Produkten! Dabei ist es egal, ob es sich um Essen oder ein Getränk handelt. Greife bei Letzterem lieber zu selbst gepressten oder selbst gemixten Säften aus frischem Obst oder Gemüse, zu stillem Wasser oder Tee.

Heißhunger lässt dich kalt

Unterwegs ist es nicht immer einfach, gut zu essen. Gerade wenn der Heißhunger groß ist, beißt man schnell in eine schlechte Lösung. Darum empfehle ich dir, immer eine Handvoll Mandeln oder Walnüsse dabeizuhaben. Oder auch eine Trinkflasche, in die du zu Hause eine Portion Casein-Protein-Pulver getan hast. Einfach mit Wasser auffüllen und trinken, so ist der größte Hunger fürs Erste gegessen. Wenn du absolut nichts am Mann hast, ab in den nächsten Supermarkt. Dort kaufst du dir aus der Frischetruhe gewaschene Blaubeeren und einen Becher Hüttenkäse. Meist liegen an diesen Truhen auch Löffel aus. Einfach die Beeren mit dem Käse mischen und reinhauen. Klar kannst du dir auch Him-, Brom- oder

Erdbeeren gönnen und diese mit einem Becher Magerquark essen.

All in: essen ohne Ende

Klingt vielleicht erst befremdlich, aber für einen guten Körper ist es wichtig, ab und zu ordentlich über die Stränge zu schlagen. Warum? Viele von euch kennen das Phänomen in der Gewichtsreduktion: Am Anfang purzeln die Pfunde und irgendwann stagniert alles. Der Stoffwechsel ist nämlich ein träges Tier, irgendwann läuft er nicht mehr auf Hochtouren, wenn du die Energiezufuhr niedrig hältst. Die Lösung lautet daher, während einer kohlenhydratarmen Ernährungsweise öfter mal richtig reinzuhauen. Ein All-in-Tag hilft dir dabei, aufkommenden Heißhunger frühzeitig zu stillen und ausufernde Fressattacken zu verhindern. Es ist nämlich besser, dir zum Beispiel einmal in der Woche bewusst mehr zu gönnen, als nach wochenlangem Verzicht über viele Tage oder Wochen mehr zu essen. Der sogenannte Ladetag soll wahre Wunder wirken auf den Stoffwechsel. Dazu gibt es zwei Varianten, eine tut vor allem dem Kopf, die andere auch dem Körper gut.

Variante 1: der Cheat-Day

An einem Cheat-Day isst du, worauf du Lust hast. Ja, das meine ich ernst. Hier geht es primär um die Psyche. Wer ständig verzichten muss, braucht so einen Ausgleichstag, um den Rest der Zeit durchzuhalten. Du schaust einen Tag nicht auf die Nährwerte, auch schlechte Fette und Berge von Kohlenhydraten sind erlaubt. Egal ob Pizza oder Pasta, Eis oder Kuchen, all dies wird an einem Cheat-Day ohne Abwiegen verzehrt, bis du nicht mehr kannst. Glaub mir, dann hast du erst mal zwei Wochen keinen Bock auf Schokolade, wenn du zu viel davon gegessen hast.

Variante 2: der Refeed-Day

An einem Refeed-Day sieht die Sache ganz anders aus! An diesem Tag gehst du strategisch vor. Iss sehr viele gesunde Kohlenhydrate, viel Protein und so wenig Fett wie möglich. Zusätzlich solltest du viel trinken. Weil die Fettmengen aufs Minimum reduziert werden, ist die Kalorienanzahl nicht so hoch wie beim Cheat-Day. Trotzdem füllt er die Energiespeicher im Rahmen einer Low-Carb-Ernährung auf saubere Art und Weise wieder auf. An diesem Tag empfehle ich, keinen Sport zu treiben, sonst leeren sich die Speicher ja gleich wieder. Jeder, der sich mindestens zwölf Tage kohlenhydratarm ernährt hat, kann – je nach Stoffwechseltyp – alle fünf, sieben oder 14 Tage einen Refeed-Day einlegen. Je mehr du bereits abgenommen hast und je niedriger dein Körperfettanteil ist, desto häufiger solltest du einen solchen Day einlegen. Einsteiger starten erst mal im Zwei-Wochen-Takt und schauen, wie der Körper reagiert.

Ich gönne mir diesen alle fünf Tage. Allerdings mache ich aus meinem Frühstück ein Cheat-Mahl. Das bedeutet: Ich esse alles, zum Beispiel Kuchen, Franzbrötchen (für alle Nicht-Hamburger: das sind Zimtschnecken) und andere leckere Schlemmereien. Den Rest des Tages gibt es gesunde Kohlenhydrate und Proteine wie Kartoffeln oder Reis mit Hähnchen, Rind oder Ei. Zusätzlich trinke ich viel Tee, frische Säfte und stilles Wasser. Einen ganzen Tag zu cheaten reizt mich nicht mehr. Ich habe nämlich die Erfahrung gemacht, dass ich mich dabei sehr schlapp und unwohl fühle.

Ganz verzichten sollte man meiner Meinung nach darauf aber nicht. Solche Tage sind ganz wichtig für deine Motivation und dein Durchhaltevermögen. Du machst dir und deinem Kopf klar, dass du auf nichts verzichten musst, auch wenn du abnehmen willst. Zudem unterstützen dich solche „Off-Days" dabei, dich sonst bewusst zu ernähren. Bitte sei dir dennoch darüber im Klaren, dass dein Körpergewicht nach einem Refeed-Tag kurzzeitig leicht nach oben gehen kann. Keine Panik! Im Idealfall wirst du zwei bis drei Tage danach weiter abnehmen.

Wann du deinen kalorienreichen Tag einlegst, bleibt dir überlassen. Samstag oder Sonntag bieten sich an, wenn du an diesen Tagen nicht arbeiten musst und sie frei planen kannst. Aber dein Ladetag muss nicht immer am gleichen Wochentag sein. Wenn du zum Beispiel weißt, dass du am Donnerstag zu einer Party gehst, erlaubst du dir einfach, an diesem Tag mehr zu essen, und lässt dafür den ursprünglichen Ladetag aus. Von nun an musst du dir also keine Sorgen mehr machen, wenn Geschäftsessen, Geburtstagsfeiern oder sonstige Partys anstehen. Jetzt planst du einfach clever voraus.

In meinem 21-Tage-Programm erwarten dich übrigens drei Ladetage. Ob du daraus einen Cheat- oder Refeed-Day machst, bleibt dir überlassen. Wenn es für deinen Kopf wichtig ist, ohne Verbote alles zu futtern, was nicht bei drei auf den Bäumen ist – dann tue es! Vielleicht ist bei dir das Verlangen auf Junkfood gar nicht so groß, sodass du mit einem Refeed-Day genauso glücklich wirst. Du kannst die Entscheidung immer von deiner aktuellen Situation abhängig machen. Nur eines bitte nicht: die Ladetage komplett ausfallen lassen.

EIN WORT ZU DEN REZEPTEN

An den einzelnen Trainingstagen findest du jeweils ein Rezept für ein Frühstück, ein Mittagessen und ein Abendbrot. Bei den doppelten Trainingstagen machst du dir das Frühstück und Abendessen jeweils einmal pro Tag, dazu gibt es zwei Mittagsrezepte.

Ich habe bewusst darauf verzichtet, Kalorienangaben hinzuzufügen, denn die Rezepte bestehen nur aus guten Zutaten und liegen unterhalb einer Kalorienschwelle, die für dein Trainingsziel hinderlich wäre. Ich halte nichts von lästigem Kalorienzählen. Ernähre dich von Gemüse, Fisch, Fleisch und Powerfood, trinke genug, trainiere täglich, und du kannst die Lebenszeit, die du mit Kalorienzählen verschwendest, für wichtigere Dinge einsetzen, wie zum Beispiel TRAINING! Zusätzlich kannst du jeden Tag zwei Shakes trinken (siehe Seite 31–36) und zwei Snacks essen – zum Beispiel eine Handvoll Nüsse, hart gekochte Eier (maximal drei pro Tag), rohe Karotten, Salatgurke, Obst, Eiweißriegel oder Müsli.

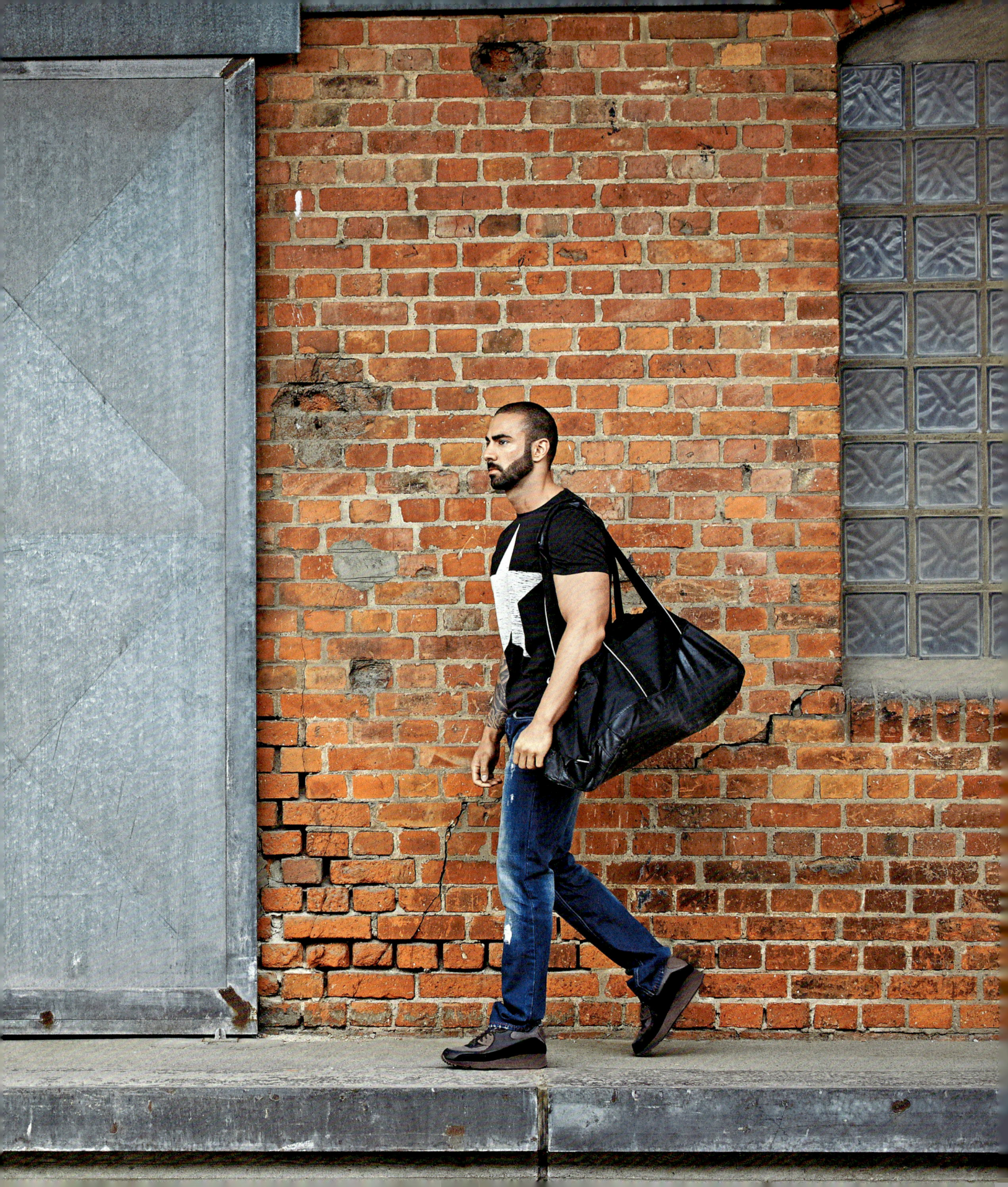

DIE ÜBUNGEN – TRAINING, TRAINING ÜBER ALLES

Jetzt kommen wir zum Kernstück von NO EXCUSES!: dem Training.
Hier erfährst du zunächst alles über die großen Vorteile von Eigengewichttraining,
dann erkläre ich dir die Übungen detailliert, inklusive Step-by-Step-Fotos.

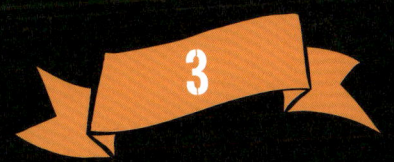

3

WARUM TRAINING OHNE GERÄTE?

Der größte Vorteil gerätefreien Trainings ist, dass du dein eigenes Fitnesscenter immer dabeihast: deinen Körper. Denn was bleibt, wenn wir keine Geräte haben? Nur dein Körpergewicht. Ein weiterer großer Vorteil ist ZEIT. Denn wenn du alles, was du brauchst, bei dir hast, benötigst du keine Zeit, um irgendwohin zu fahren, wo du trainieren kannst. Und da kommt Vorteil drei ins Spiel: der ORT. Wenn du Training ohne Geräte machst, kannst du überall trainieren. Im Wald, am Strand, im Büro, im Urlaub, im Park, auf der Terrasse, im Garten oder einfach daheim.

Dein Körper ist genug

So viel zum Thema Organisation. Mindestens genauso viele Vorteile bietet Eigengewichtstraining für deinen Körper:

○ Auf den nächsten Seiten erwarten dich 38 Übungen, die allesamt nur das eine wollen: dich in einen fitteren, schlankeren und stärkeren Menschen zu verwandeln. Und zwar ohne Kompromisse. Jede Bewegung fordert so ziemlich jeden deiner insgesamt 656 Muskeln. Schließlich arbeitest du nur mit deinem eigenen Körper. Es gibt kein Gerät und kein Hilfsmittel, das dir Arbeit abnehmen könnte, beispielsweise um dich in Balance zu halten. An der Butterfly-Maschine musst du dir sicherlich keine Sorgen machen umzufallen, während du deine Brust trainierst. Du sitzt schließlich bequem. Bei meinem Walkout Push-up (siehe Seite 84 f.) hingegen schon. Da müssen auch die kleinsten Muskeln ran, damit du mit der Nase nicht den Boden küsst. Genau dieses Teamplayer-Vorgehen macht die Übungen so unglaublich effektiv.

○ Anders als bei Gerätetraining im Studio, wo meist einzelne Muskelgruppen isoliert trainiert werden, ist bei Eigengewichtsübungen die Stützmuskulatur immer aktiv. Das heißt, dass du zwar spezielle Muskelgruppen wie zum Beispiel die Arm- oder Beinmuskulatur trainierst, aber zusätzlich stützt die tragende Rumpfmuskulatur den Körper bei fast jeder Übung und wird so automatisch auch gestärkt. Dein Körper wird sozusagen als Einheit trainiert.

○ Und genau dieses Ganzkörpertraining bringt auch Vorteile fürs Abnehmen. Denn wenn die große Stützmuskulatur immer mittrainiert wird, stehen dir schneller mehr Muskeln zur Verfügung, die dir wiederum helfen, Fett zu verbrennen.

○ Obendrein wird bei vielen meiner Bewegungen deine Flexibilität gleich mit verbessert. Was nützen krasse Muskelberge, wenn du dich damit bewegst wie ein Roboter? Bei einem Feueralarm mal eben über die Fensterbank in die Nachbarwohnung zu klettern ist mit einer athletischen Figur sicherlich leichter zu meistern als mit einer Bodybuilder-Erscheinung. Gut, in diese Situation gerätst du hoffentlich nie, aber was ich sagen möchte: Mit einem beweglichen, starken Körper bist du besser für die Herausforderungen des

Alltags gewappnet. Und wenn es nur darum geht, den schweren Wasserkasten ohne Kratzer im Lack und ohne Rückenschmerzen aus dem Einkaufswagen in den Kofferraum zu wuchten. Obwohl du mit dem Fuß noch Ersteren daran hinderst, dir über den Parkplatz wegzurollen.

() Bei diesem (fast zirkusreifen) Auftritt unterstützt dich auch dein Koordinationsvermögen. Mit meinen Übungen verbesserst du auch dieses. Ungewohnte Bewegungsabläufe, wie rückwärts zu laufen oder einen Burpee einbeinig auszuführen, schulen nämlich das Zusammenspiel der Muskeln. Je besser das funktioniert, desto weniger Kraft musst du aufwenden, du hältst also länger durch.

() Auch der Kopf profitiert durch koordinative Herausforderungen. Einerseits optimiert sich das Zusammenspiel von Gehirn und Muskeln, was sich positiv auf sämtliche Lebenslagen auswirkt. Und im Gehirn entstehen neue Verbindungen (auch Synapsen genannt). Je größer das Netz, desto mehr sinnvollen Output kannst du von deiner grauen Masse unter der Schädeldecke erwarten. Darum kann es auch nie schaden, in Lernphasen Sport zu treiben.

() Durch die Vielseitigkeit des Trainings und die an den natürlichen Bewegungsablauf angepassten Übungen hast du bei diesem Training ein geringeres Verletzungsrisiko. Auch Gelenkverschleiß – ein Nachteil von Studiogeräten, an denen man mit einer isolierten Muskelgruppe oft unnatürliche Bewegungen macht – ist bei Eigengewichtübungen kein Thema.

Von wegen nicht variabel

Zum Schluss dieser Aufzählung möchte ich noch mit einem „Nachteil" von Training mit Eigengewicht aufräumen: Training ohne Geräte wäre angeblich nicht variabel in seiner Intensität. Stimmt nicht. Liegestütze kann man einarmig machen, dabei in die Hände klatschen oder kopfüber an der Wand. Klar, mit den Standardübungen kommst du nicht weit, aber das Trainingsprogramm in NO EXCUSES! macht ja auch deshalb so viel Spaß, weil es eine große Vielfalt an verschiedenen Übungen liefert. Und glaube mir – die haben es richtig in sich, sonst würde ich sie als Kraftsportler sicherlich nicht empfehlen und selbst so gern trainieren.

Jeder kann, Mann!

Indem ich dir alle Vorteile von meinen Übungen aufgezählt habe, wollte ich dich auf keinen Fall anzählen. Nur weil sie viel draufhaben, heißt das nicht, dass du das auch sofort haben musst. Noch nicht zumindest. Selbst absolute Einsteiger sind in der Lage, mit meinem Programm direkt loszulegen. Ich habe alle Bewegungen schon oft mit meinen Kunden – teilweise echte Newbies – ausgeführt, vertrau mir!

Worauf ich mich aber verlassen muss: Du gibst jedes Mal 100 Prozent. Deine 100 Prozent. Darum sind die Workouts auch auf Zeit oder Wiederholungen angelegt. So kann jeder sich an sich selbst orientieren und gegen einen fairen Gegner antreten: das eigene Ego. Notiere dir später bei den Workouts einfach, wie viele Ausführungen oder welche Zeit du geschafft hast. Du wirst sehen, dass du dich von Training zu Training verbesserst. Vielleicht wirst du für ein Workout beim ersten Mal noch 34 Minuten brauchen, beim nächsten sind es nur noch 16 Minuten und beim dritten gerade mal acht Minuten. Diesen Erfolg feierte letztens ein Kunde von mir, der regelmäßig dreimal die Woche trainiert.

Keine Sorge, auch Fortgeschrittene und Profis langweilen sich mit meinem Programm nicht. Die führen dann eben 50 anstatt fünf Wiederholungen in dem vorgegebenen Zeitraum aus – die sie selbstverständlich bei der nächsten Einheit toppen müssen. Die Frage, für wen NO EXCUSES! geeignet ist, stellt sich von daher erst gar nicht.

Bei manchen Leuten kann es jedoch sein, dass sie ihren Trainingsstart noch etwas nach hinten verlegen müssen. Beispielsweise wenn eine akute Verletzung vorliegt wie etwa ein gebrochenes Bein. Oder es Einschränkungen wie zu hohen Blutdruck oder Übergewicht gibt. In diesem Fall holst du dir vorab bei deinem Arzt grünes Licht für dein Vorhaben. Sicher ist sicher.

Richtig trainieren

Bevor du als Trainingseinsteiger mit dem 21-Tage-Programm (siehe ab Seite 115) loslegst, solltest du zunächst alle Übungen einmal in Ruhe ausführen. Auf diese Weise verinnerlichst du die Abläufe und kannst dich später aufs Tempo konzentrieren. Denn vor allen Erfolgen steht die saubere Ausführung. Vielleicht filmst du dich bei den Übungen und kontrollierst danach, wie korrekt deine Haltung wirklich ist. Oder du trainierst vor einem großen Spiegel (zum Beispiel im Schlafzimmer) und checkst, wie der Mann dir gegenüber so drauf ist. Tipp: Mit einer guten Bauchspannung hast du schon viel gewonnen.

Die Übungen werden übrigens auf den folgenden Seiten immer nur zu einer Seite hin vorgestellt. Dass du sie für beide Körperseiten ausführst, versteht sich von selbst.

Zum Schluss möchte ich mich noch einem unterschätzten Thema widmen: dem Atmen. Klar, ein- und ausatmen ist eine deiner leichtesten Übungen. Es passiert unbewusst. Dennoch kannst du dein Training deutlich verbessern, wenn du bewusst folgende Tipps berücksichtigst:

1. Halte nie die Luft an, egal wie anstrengend die Übung gerade ist. Per Pressatmung entsteht nämlich Druck im Brustraum, der die Blutversorgung des Herzens behindert. Die Folge: Im Gehirn kommt nicht mehr ausreichend Sauerstoff an und im schlimmsten Fall fällst du in Ohnmacht.

2. Du kannst eine Herausforderung leichter meistern, wenn du die Atmung wie folgt anpasst: Beim Heben aus-, beim Senken einatmen. Also immer wenn es richtig schwer wird: Dampf ablassen! Und zwar auch gern lautstark. Bei einem Liegestütz kannst du dir zum Beispiel vorstellen, beim Hochdrücken den Boden wegzublasen.

3. Beim Laufen streiten sich die Geister, ob jetzt die Atmung durch die Nase oder den Mund besser ist. Für beide Varianten gilt: Je tiefer du einatmen kannst, desto besser wird der Körper mit Sauerstoff versorgt. Und der wiederum macht dich leistungsfähiger. Was ergibt sich daraus? Atme also möglichst gleichmäßig und in den Bauch hinein – ob die Luft vorher durch den Mund, die Nase oder durch beide lief, entscheidest du.

MARSCHIEREN AUF DER STELLE

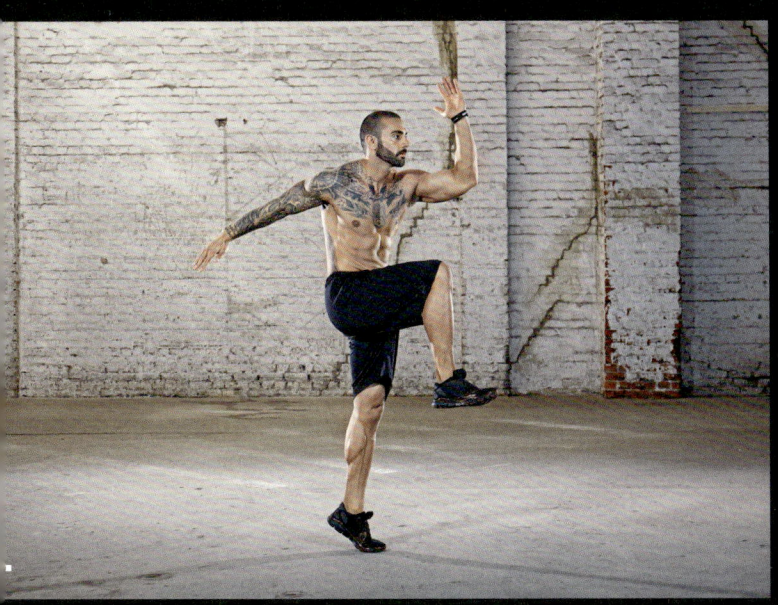

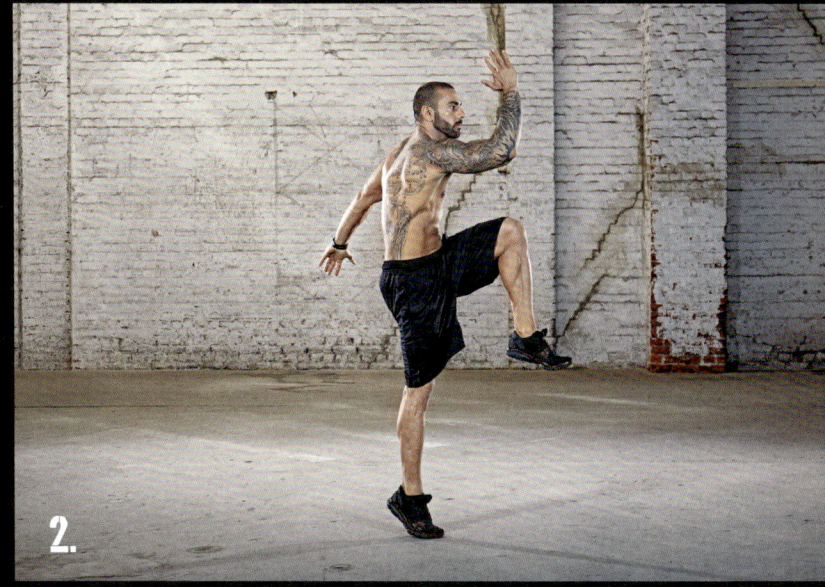

2.

1. + 2. Stell dich aufrecht hin und marschiere zügig auf der Stelle, die Arme nimmst du gegengleich mit. Heb die Beine dabei möglichst weit an und halte Spannung in den Armen.

TIPP Mach dir keine Sorgen, wenn du die Knie nicht so hoch heben kannst, wie ich es hier im Bild tue. Ich bin hypermobil, also sehr flexibel. Gib einfach nur dein Bestes.

JUMPING JACK

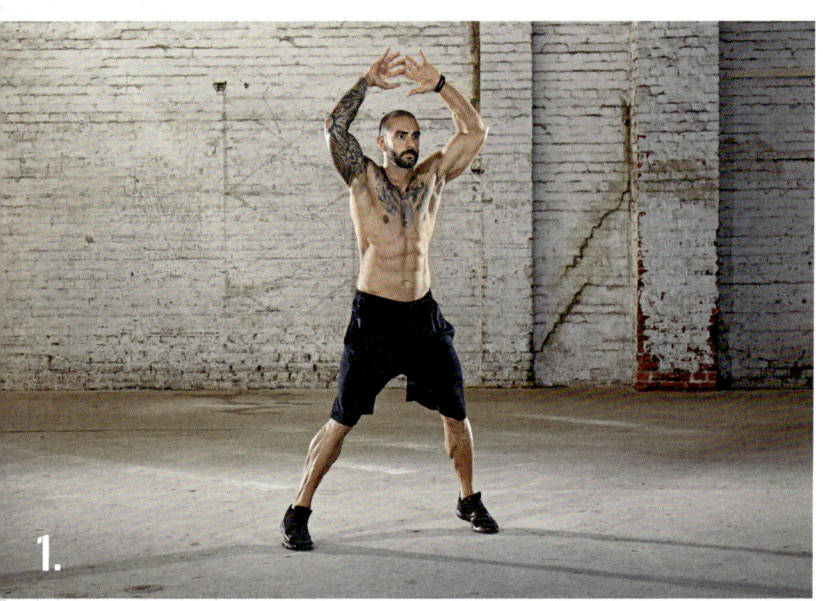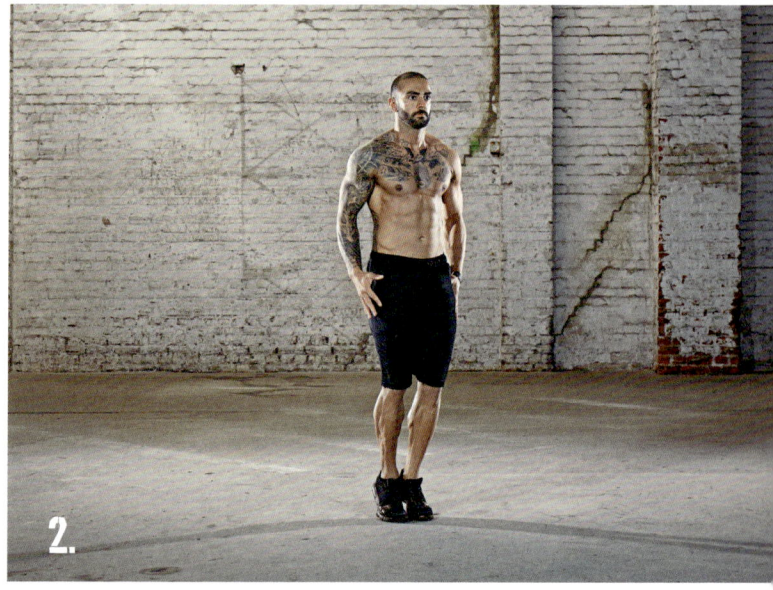

1. Spring mit den Füßen in eine Grätsche, die Arme führst du dabei schwungvoll über dem Kopf zusammen.
2. Dann springst du zurück in die Ausgangsposition und nimmst die Arme wieder nach unten.

WALKING KICK AUS DEM STAND

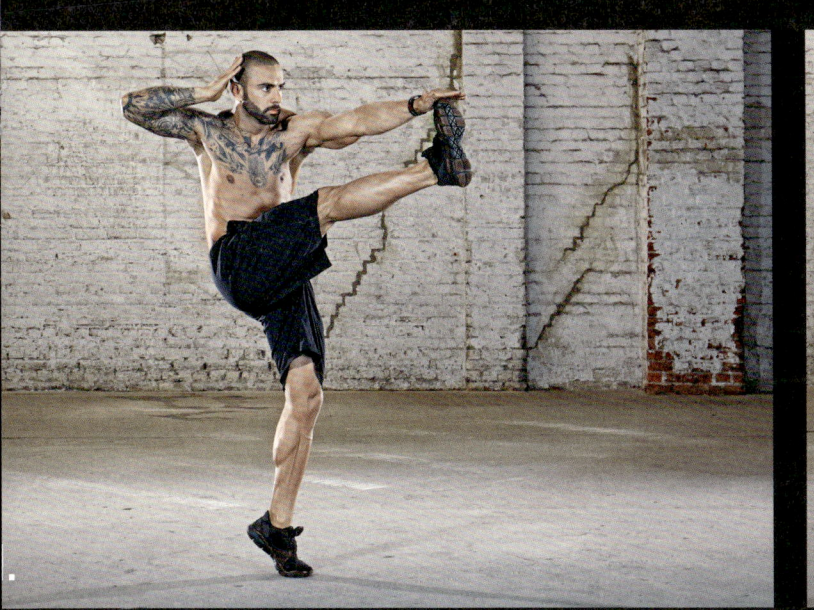

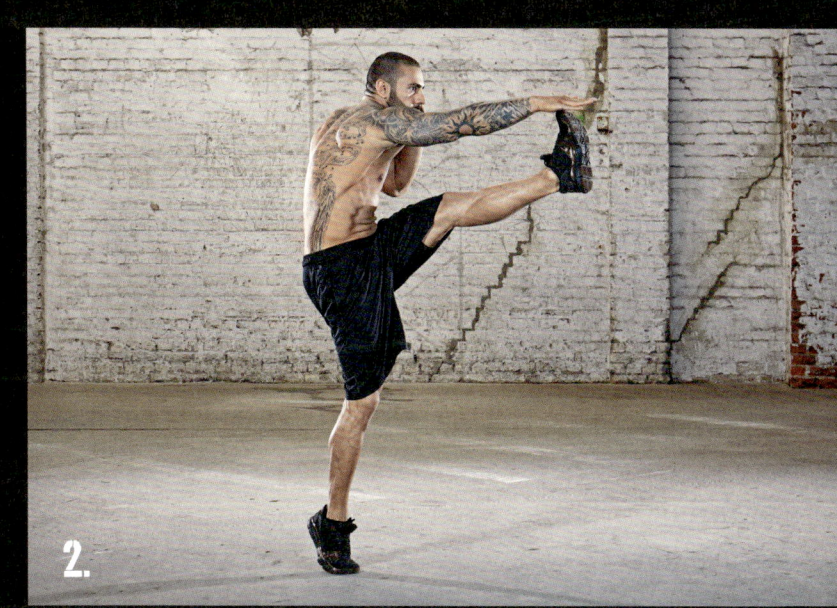

2.

WALKING SQUAT KICK

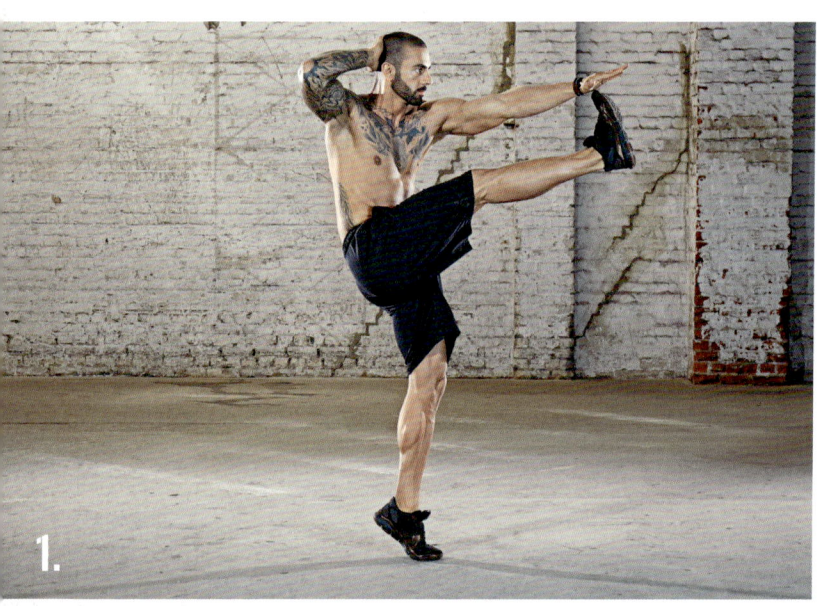 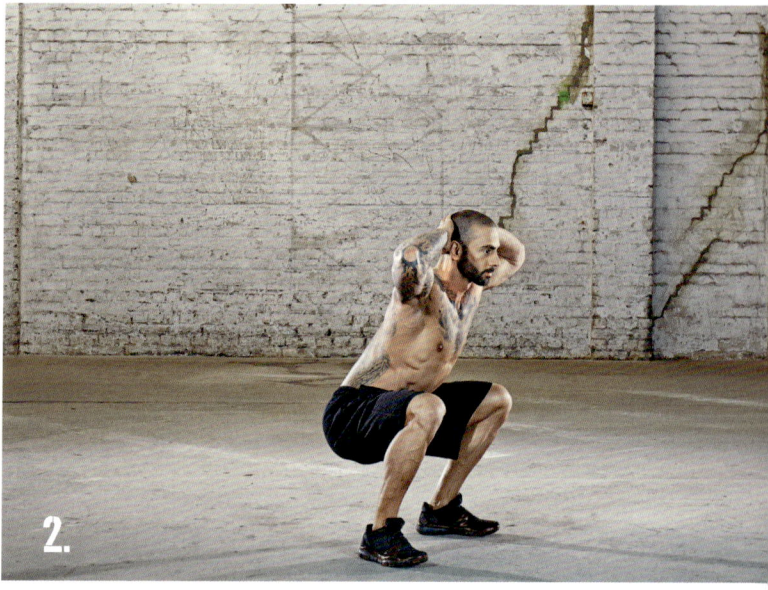

1. Stell dich aufrecht hin. Deine Arme sind angewinkelt, die Hände liegen am Hinterkopf. Jetzt trittst du mit dem rechten Bein hoch in die Luft – maximal bis Kinnhöhe. Deinen linken Arm führst du gleichzeitig mit Schwung nach vorn, sodass Handfläche und Zehenspitzen sich berühren.
2. Wenn du den Fuß absetzt, gehst du fließend in den Squat (Kniebeuge) über.

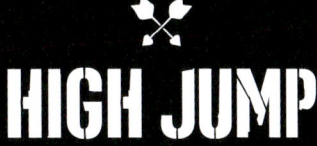

HIGH JUMP

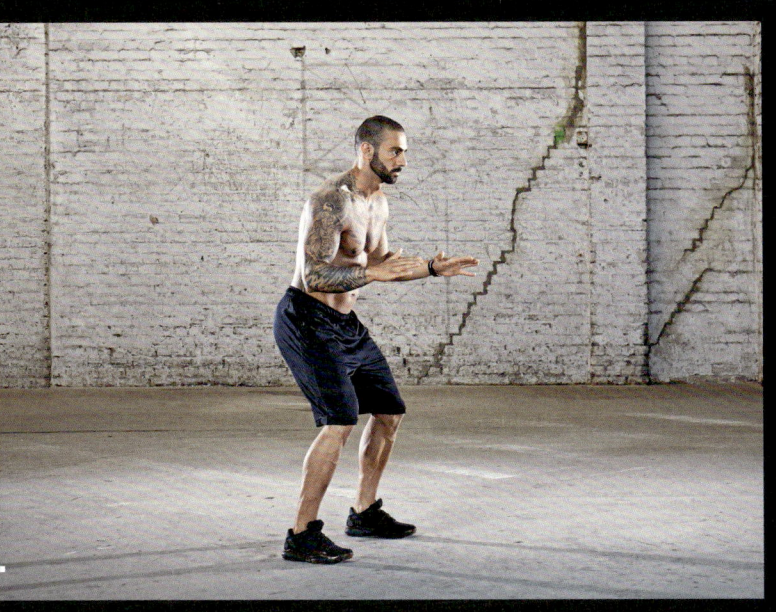

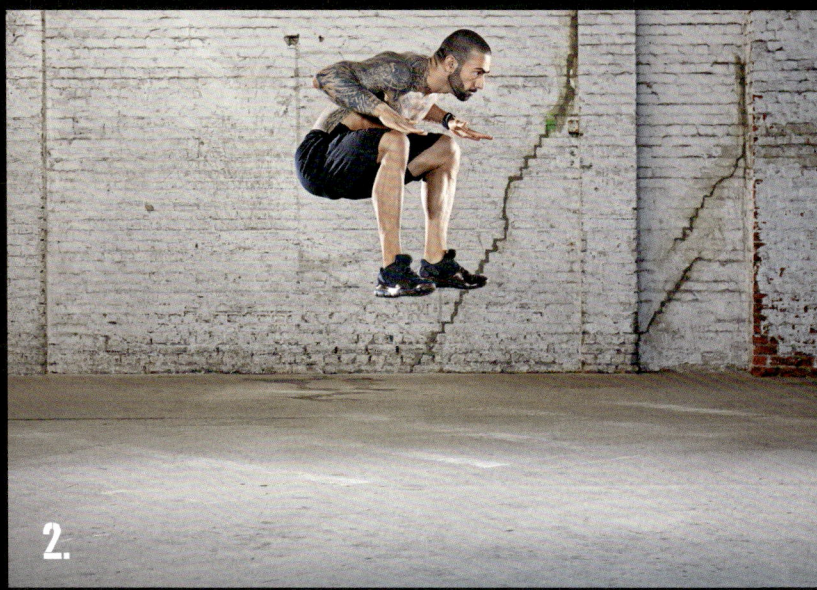

2.

1. Stell dich aufrecht hin, die Beine etwa hüftbreit auseinander und die Knie leicht gebeugt.
2. Spring jetzt aus dem Stand hoch und zieh dabei die Knie so weit wie möglich an.
Lande möglichst leise, um deine Gelenke zu schonen.

MONKEY PUSH-UP

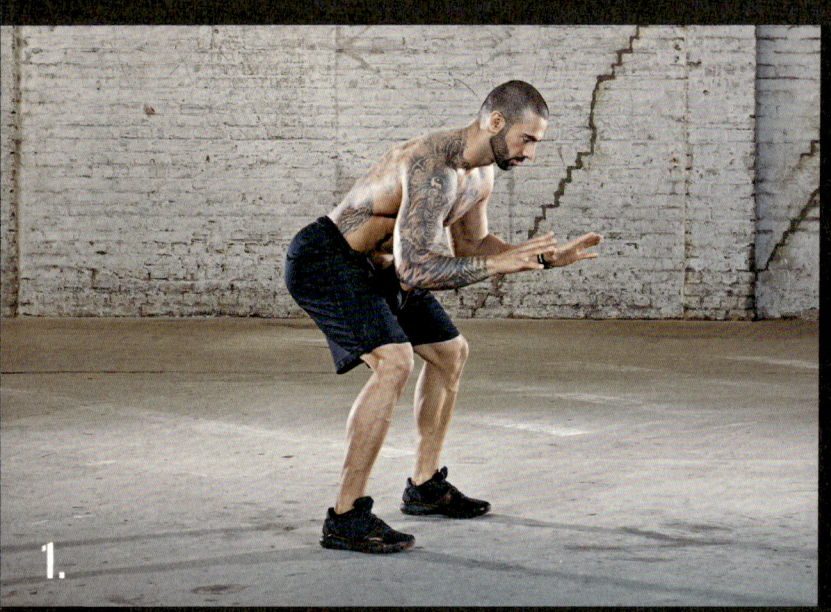

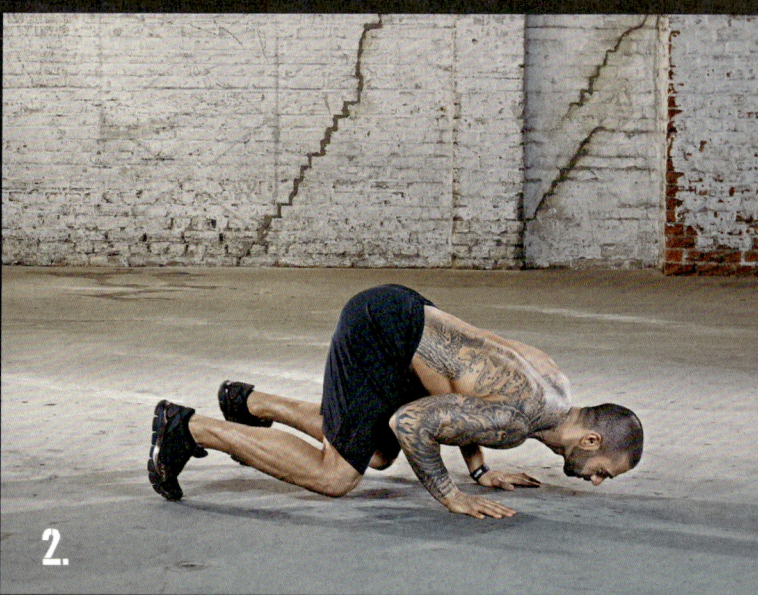

1. Stell die Beine etwas weiter als hüftbreit auseinander. Die Knie sind leicht gebeugt, deine Arme angewinkelt und die Handflächen zeigen nach vorn-unten.

2. Lass dich jetzt aus dieser Haltung nach vorn fallen und stütz dich mit den Händen ab. Die Füße sind aufgestellt, die Knie berühren nicht den Boden.

3. Stoß dich nun mit Schwung nach oben in einen Hocksprung, zieh dabei die Beine, soweit es geht, an die Brust. Lande möglichst leise, um deine Gelenke zu schonen.

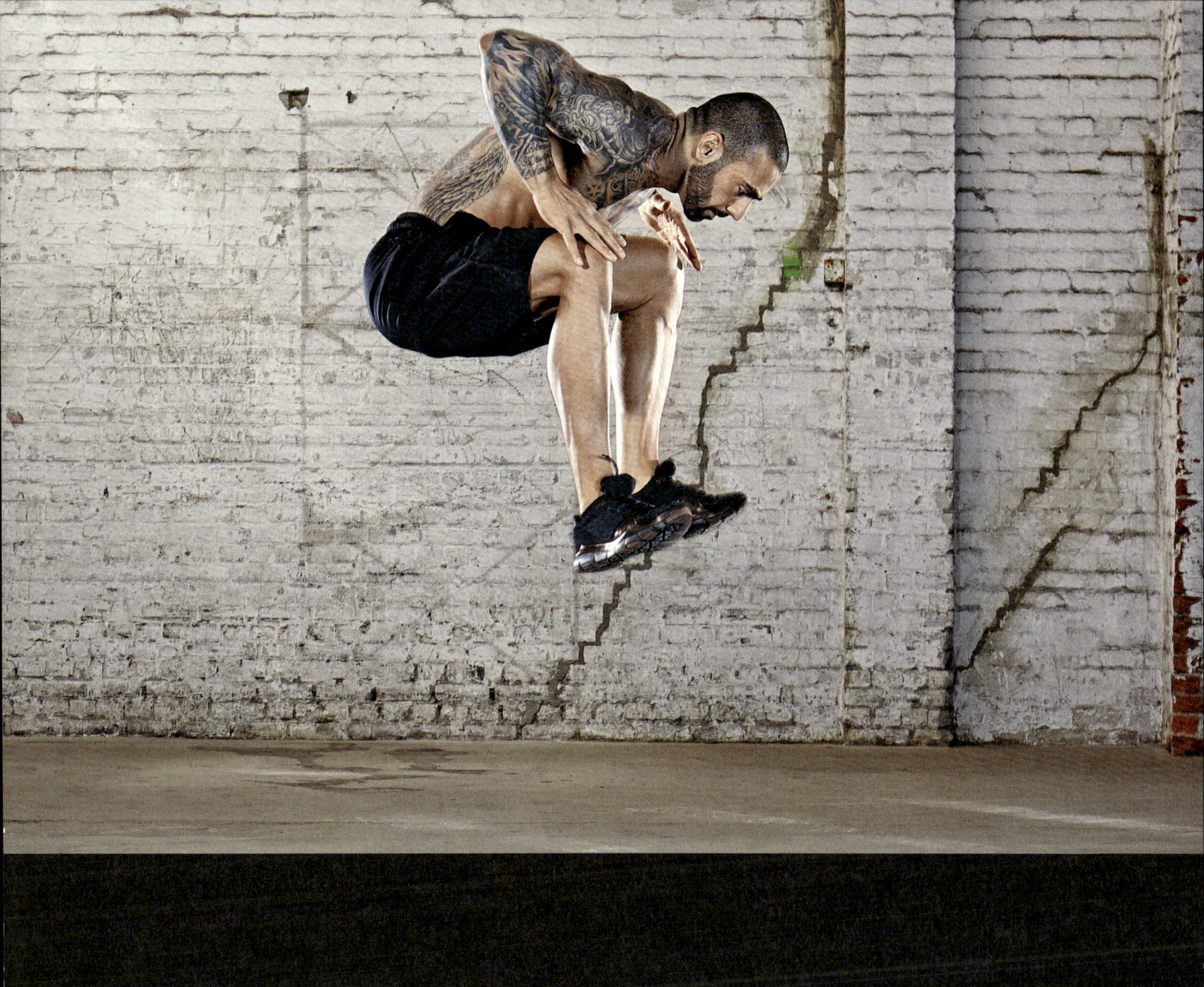

HALF BURPEE

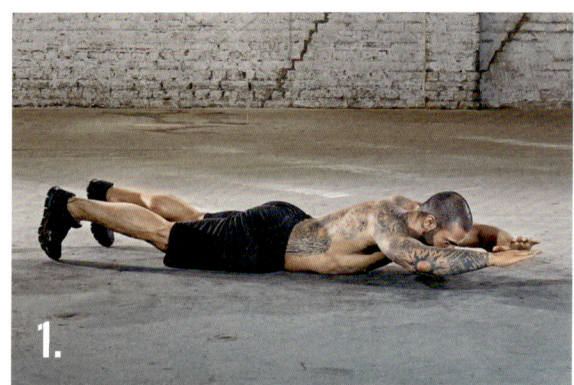

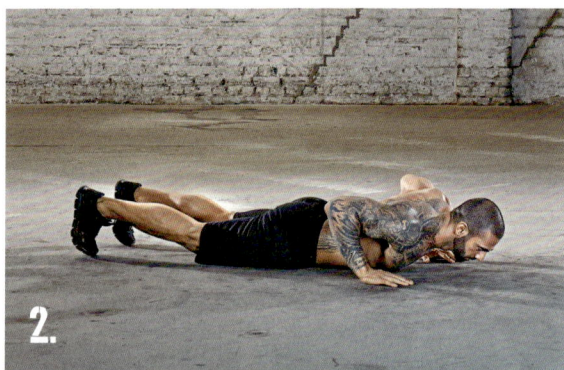

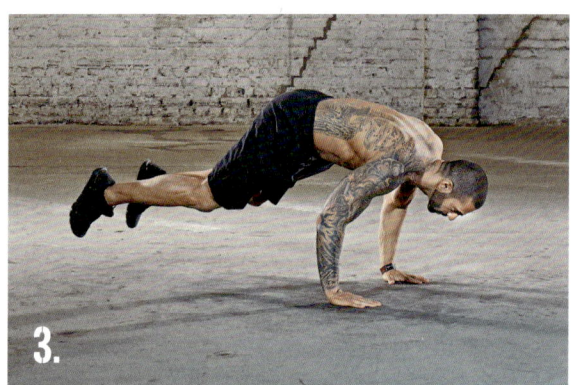

1. Leg dich flach auf den Bauch, Kopf und Oberkörper sind angehoben,
die Hände nach vorn ausgestreckt und die Füße aufgestellt.

2. Stütz deine Hände neben dem Oberkörper auf.

3. + 4. Jetzt drückst du dich aus der Position hoch und springst mit den Beinen nach vorn in eine tiefe Hocke.

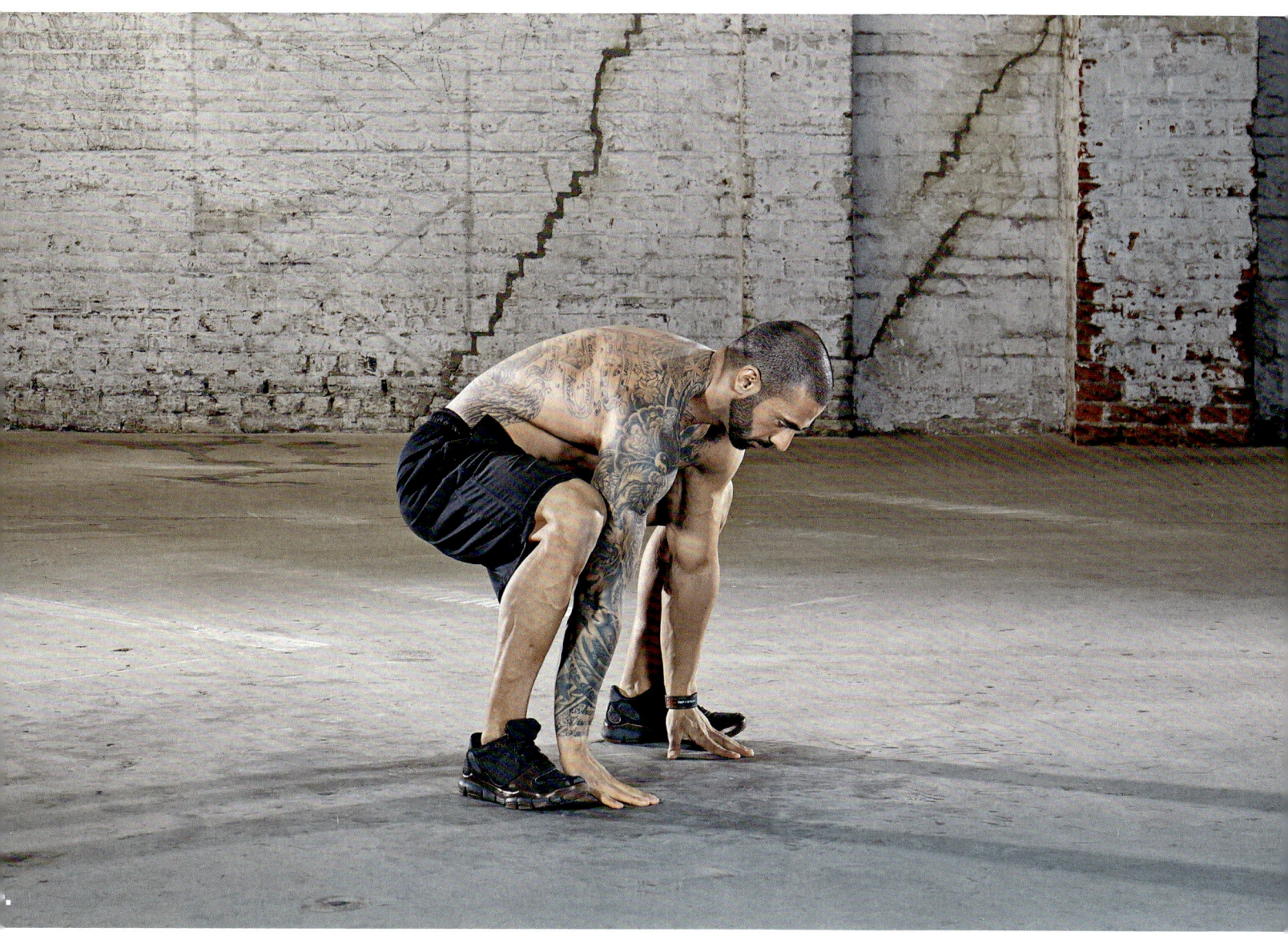

BURPEE

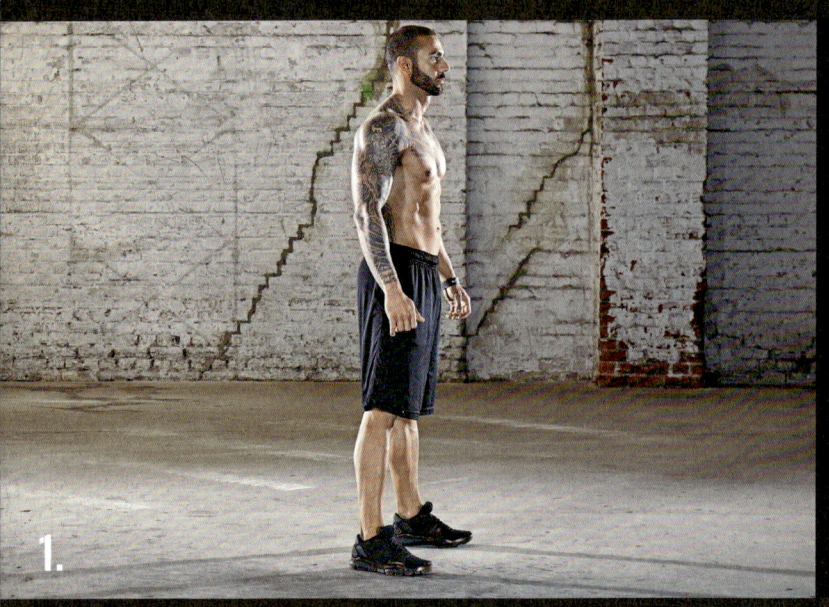 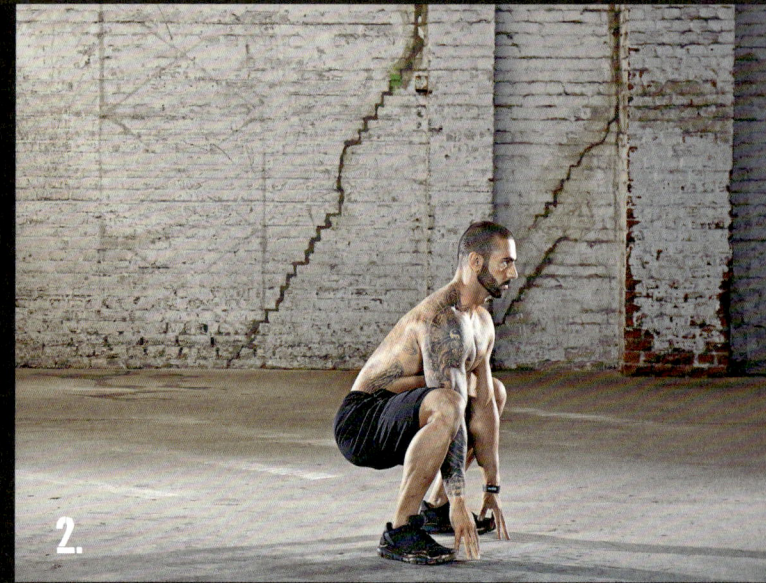

1. Stell dich aufrecht hin, die Beine stehen etwas mehr als hüftbreit auseinander.

2. Geh in eine tiefe Hocke und berühre mit den Fingerspitzen den Boden.

3. Aus dieser Position springst du mit den Füßen nach hinten in einen gestreckten Liegestütz.

4. Dann legst den Körper auf dem Boden ab. Die Füße sind aufgestellt, Kopf und Oberkörper angehoben, die Hände neben der Brust aufgestützt.

5. Heb den Oberkörper noch ein Stück weiter an und schwing die Arme vor den Kopf, die Handflächen berühren sich kurz

6. Nun stützt du die Hände wieder ab und drückst dich nach oben in den Liegestütz.

7. Von hier aus springst du zurück in die Hocke, die Fingerspitzen berühren ganz leicht den Boden.

8. Richte dich aus der Hocke heraus auf.

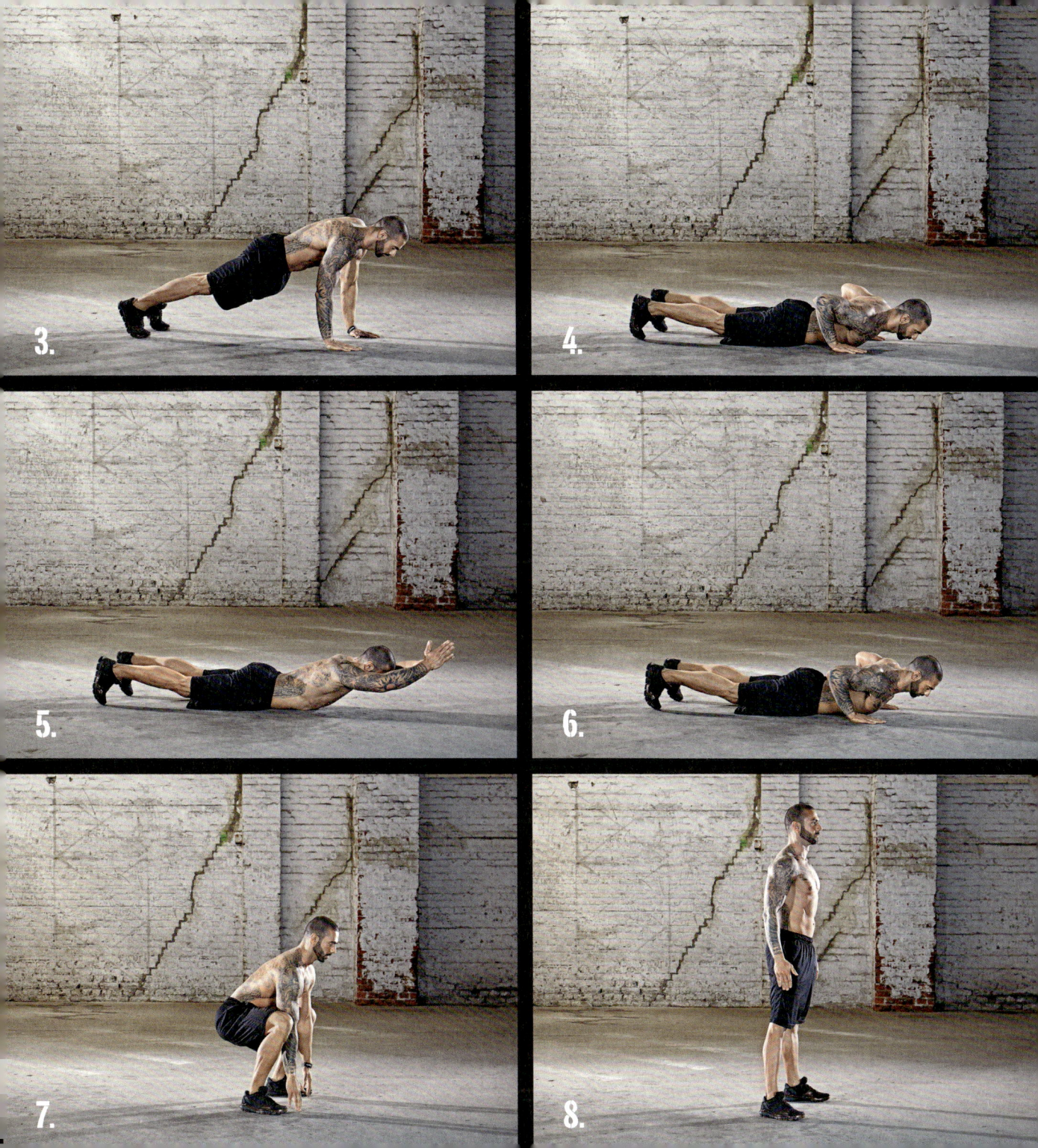

BURPEE HIGH JUMP

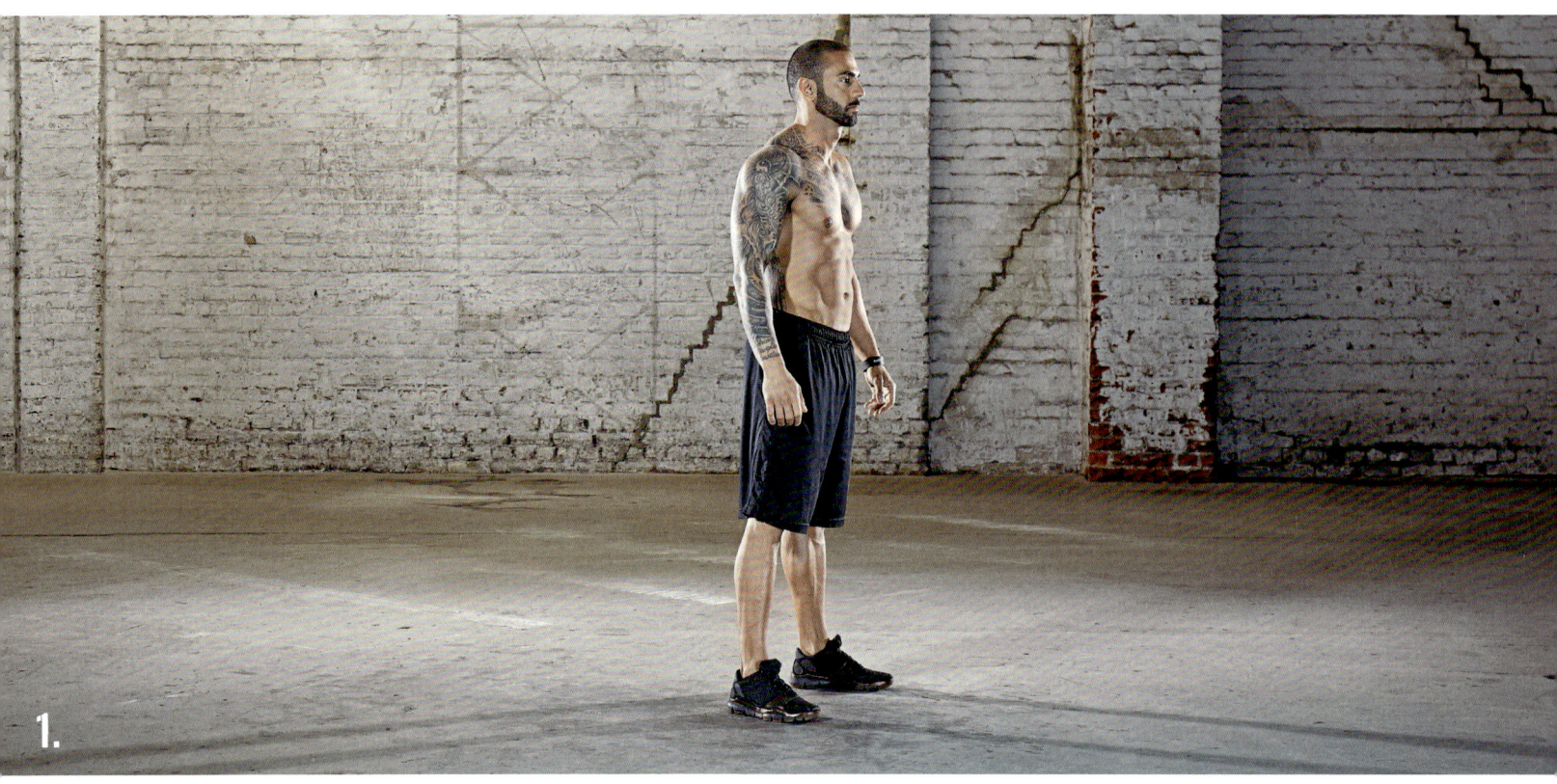

1. Stell dich aufrecht hin, die Beine sind etwas mehr als hüftbreit auseinander.

2. Geh nun in eine tiefe Hocke, die Fingerspitzen berühren vor deinen Füßen den Boden.

3. Aus dieser Position springst du mit den Füßen nach hinten in einen tiefen Liegestütz und legst den Körper ab. Die Füße sind aufgestellt, die Hände neben dem Oberkörper aufgestützt.

4. Jetzt hebst du Kopf und Oberkörper an und schwingst deine Arme nach vorn vor den Kopf, die Handflächen berühren sich kurz.

5. Dann stützt du die Hände wieder auf und drückst dich zurück nach oben.

6. Von hier aus springst du wieder nach vorn in eine tiefe Hocke.

7. Aus der Hocke springst du nach oben und ziehst dabei deine Knie so weit wie möglich an. Lande möglichst leise, um deine Gelenke zu schonen.

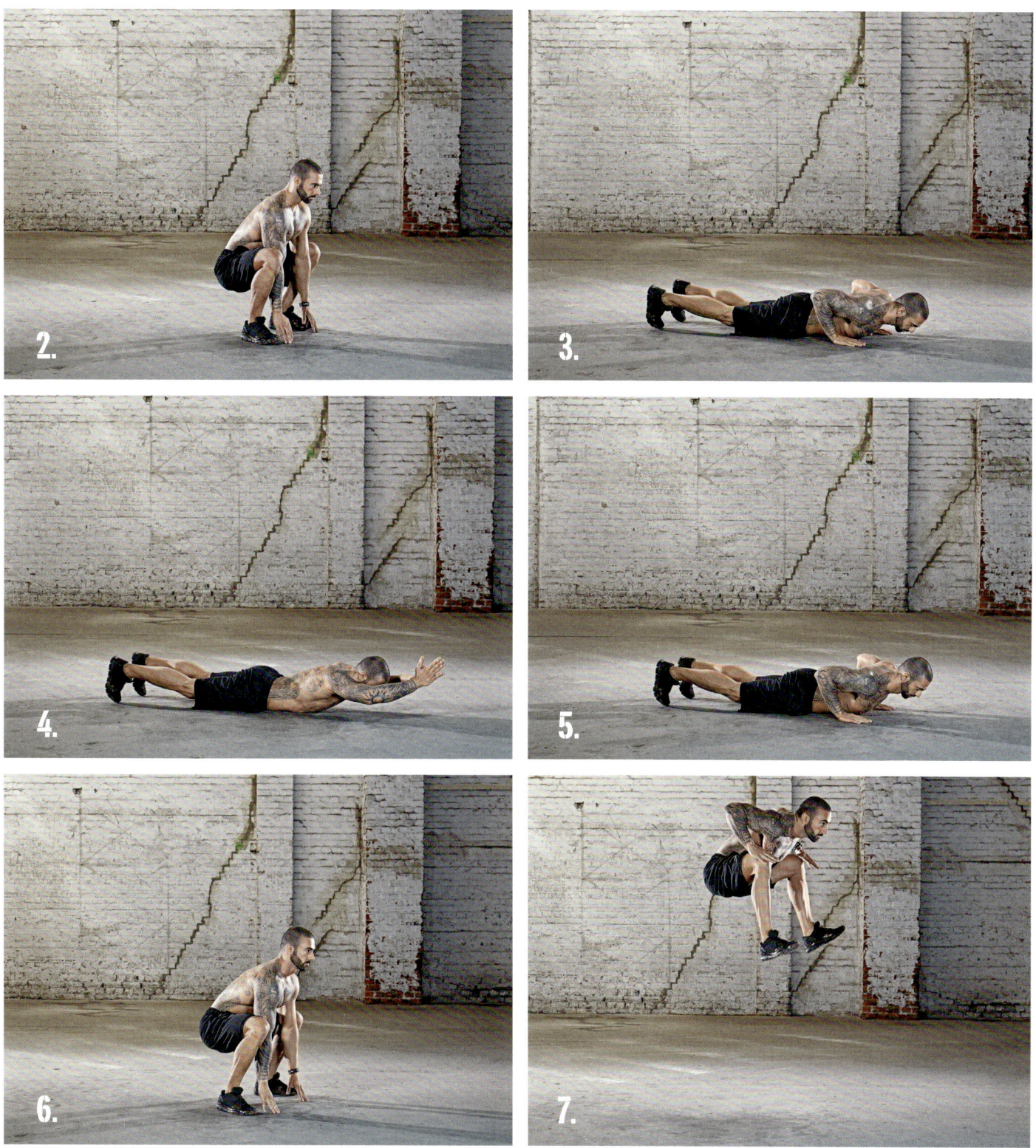

SINGLE LEG BURPEE JUMP

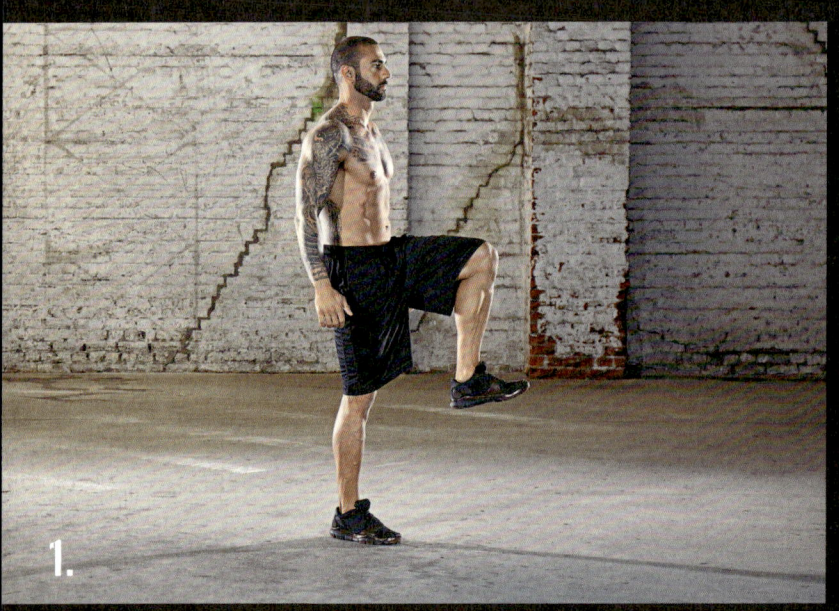

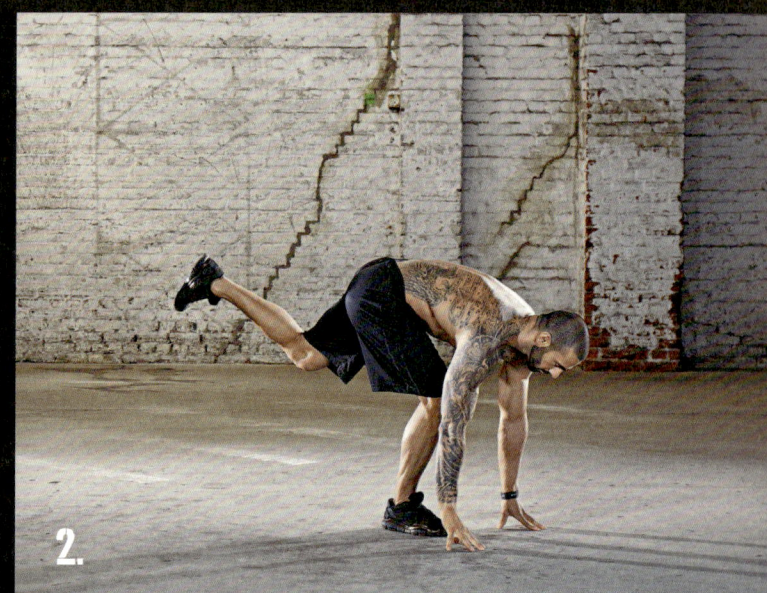

1. Stell dich aufrecht hin und winkle dein linkes Bein an – es berührt die ganze Übung lang nicht mehr den Boden.

2. Beug dich nach unten, berühr mit deinen Fingerspitzen den Boden und schwing dein linkes Bein hinter deinen Körper.

3. Spring nach hinten in einen Liegestütz.

4. Leg den Körper ab. Dein rechter Fuß ist aufgestellt, der linke weiterhin angehoben, die Hände neben dem Oberkörper aufgestützt.

5. Jetzt hebst du Kopf und Oberkörper an und schwingst deine Arme nach vorn vor den Kopf, deine Handflächen berühren sich kurz.

6. Dann stützt du die Hände wieder auf und drückst dich zurück nach oben.

7. Von hier aus springst du mit dem rechten Bein nach vorn zwischen die Hände.

8. Richte dich wieder auf und springe in derselben Bewegung nach oben.

Dabei ziehst du dein linkes Knie so weit wie möglich an. Lande möglichst leise, um deine Gelenke zu schonen.

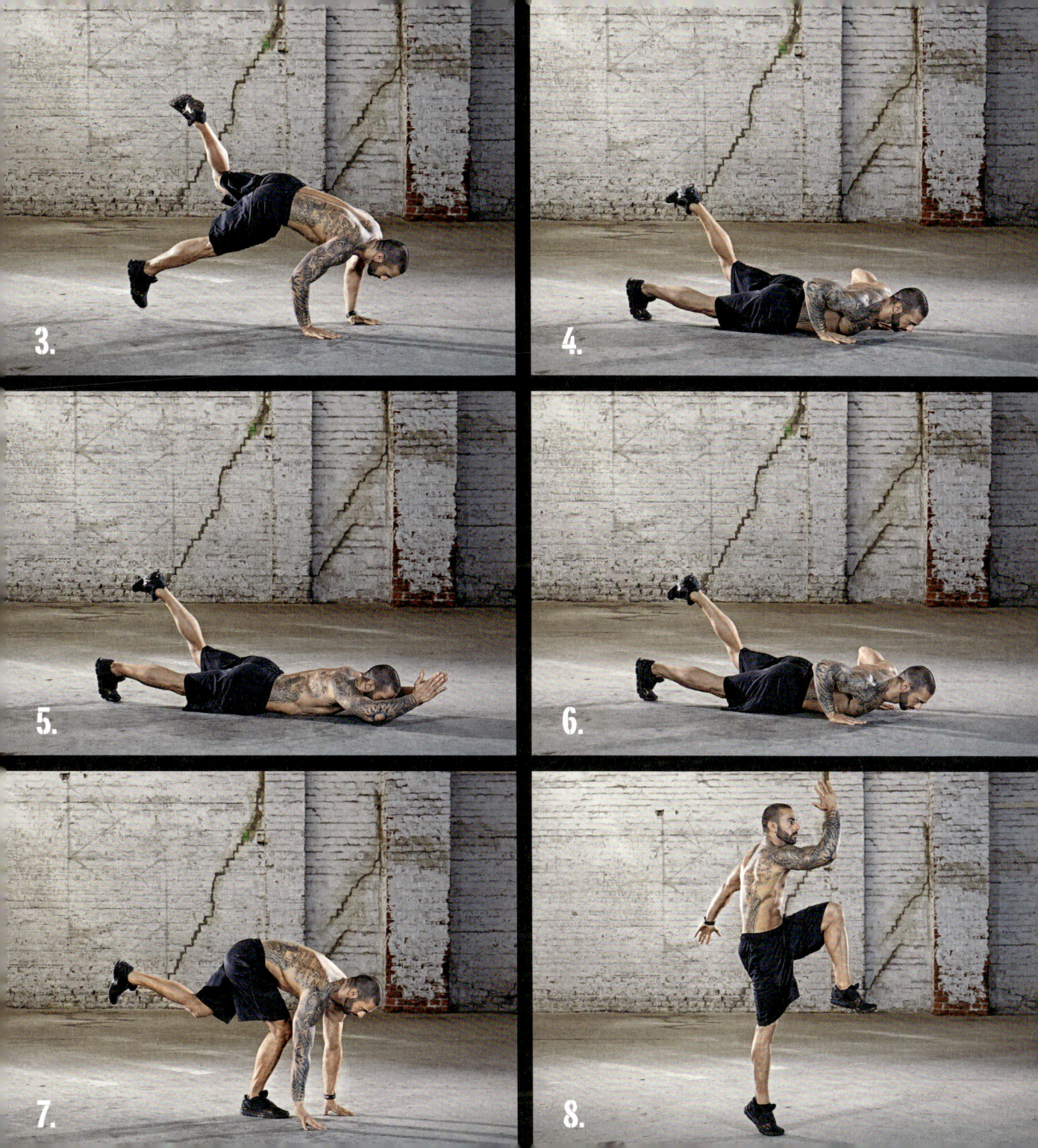

HANDSTAND AN DER WAND

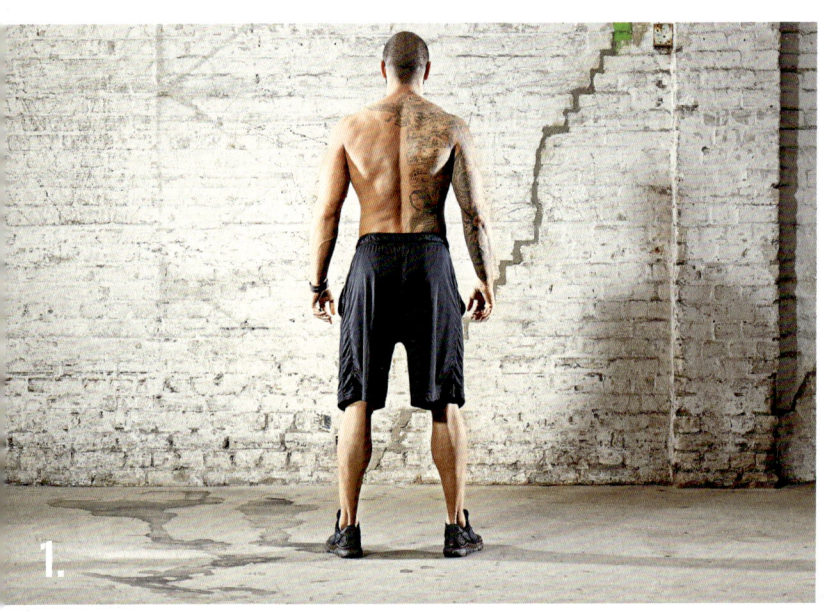 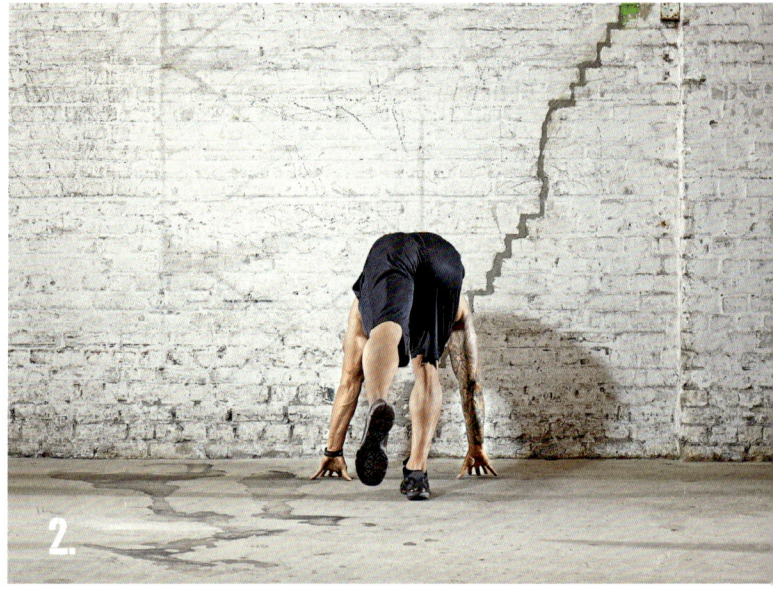

1. Stell dich vor eine Wand und stütz die Hände etwa 40 Zentimeter davor auf dem Boden auf.

2. Schwing nun deine Beine nacheinander nach oben an die Wand.

3. Balancier dich im Handstand aus. Die Arme sind gestreckt, aber in den Ellenbogen flexibel. Die Beine bilden ein V. Du kannst dich mit den Füßen an der Wand abstützen, aber achte darauf, die Bauchmuskeln anzuspannen und nicht ins Hohlkreuz zu rutschen.

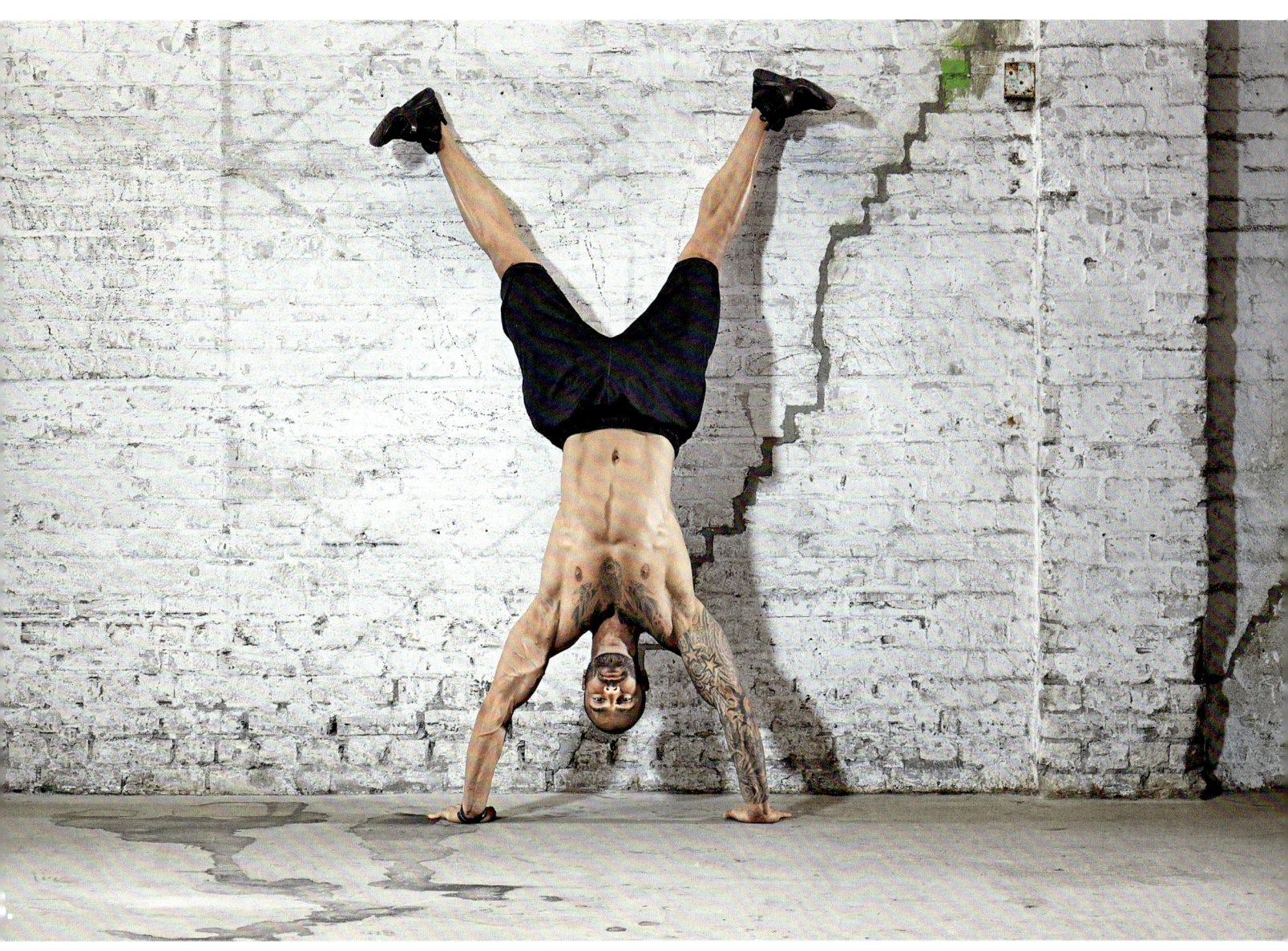

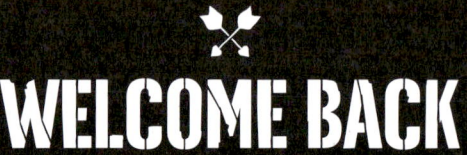

WELCOME BACK

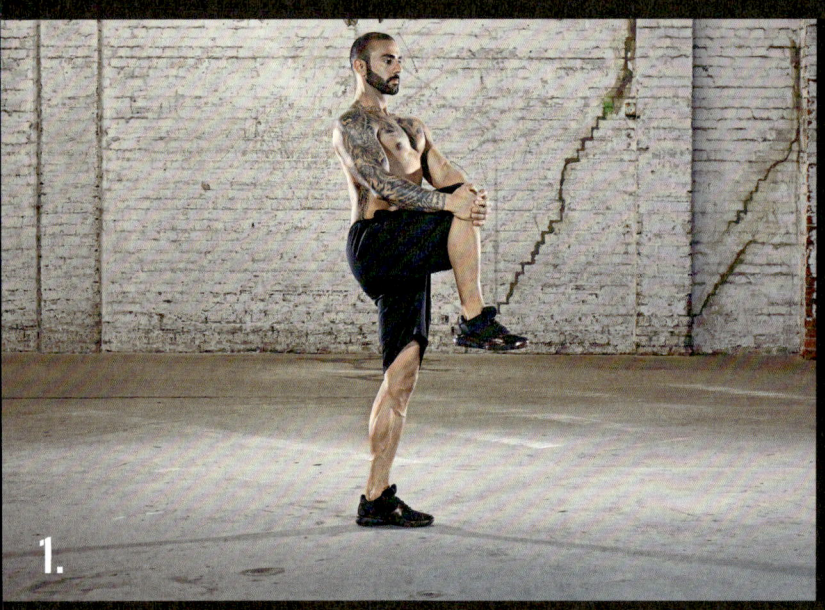

1.

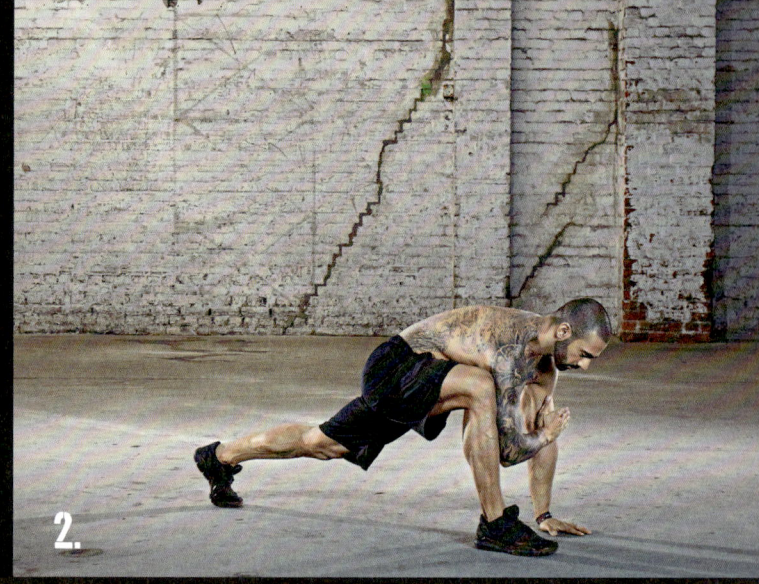

2.

1. Stell dich aufrecht hin und zieh mit den Händen das rechte Knie an den Oberkörper.
2. Mach jetzt einen großen Ausfallschritt nach vorn. Das linke Bein ist nach hinten ausgestreckt,
das Knie angehoben. Die linke Hand stützt du neben dem rechten Fuß auf, der rechte Arm ist im 90-Grad-Winkel
gebeugt, sodass der Oberarm am Unterschenkel anliegt und die Hand die linke Armbeuge berührt.
3. Jetzt hebst du den Oberkörper und drehst ihn in derselben Bewegung so weit wie möglich nach rechts,
während du deine Arme vor der Brust verschränkst.

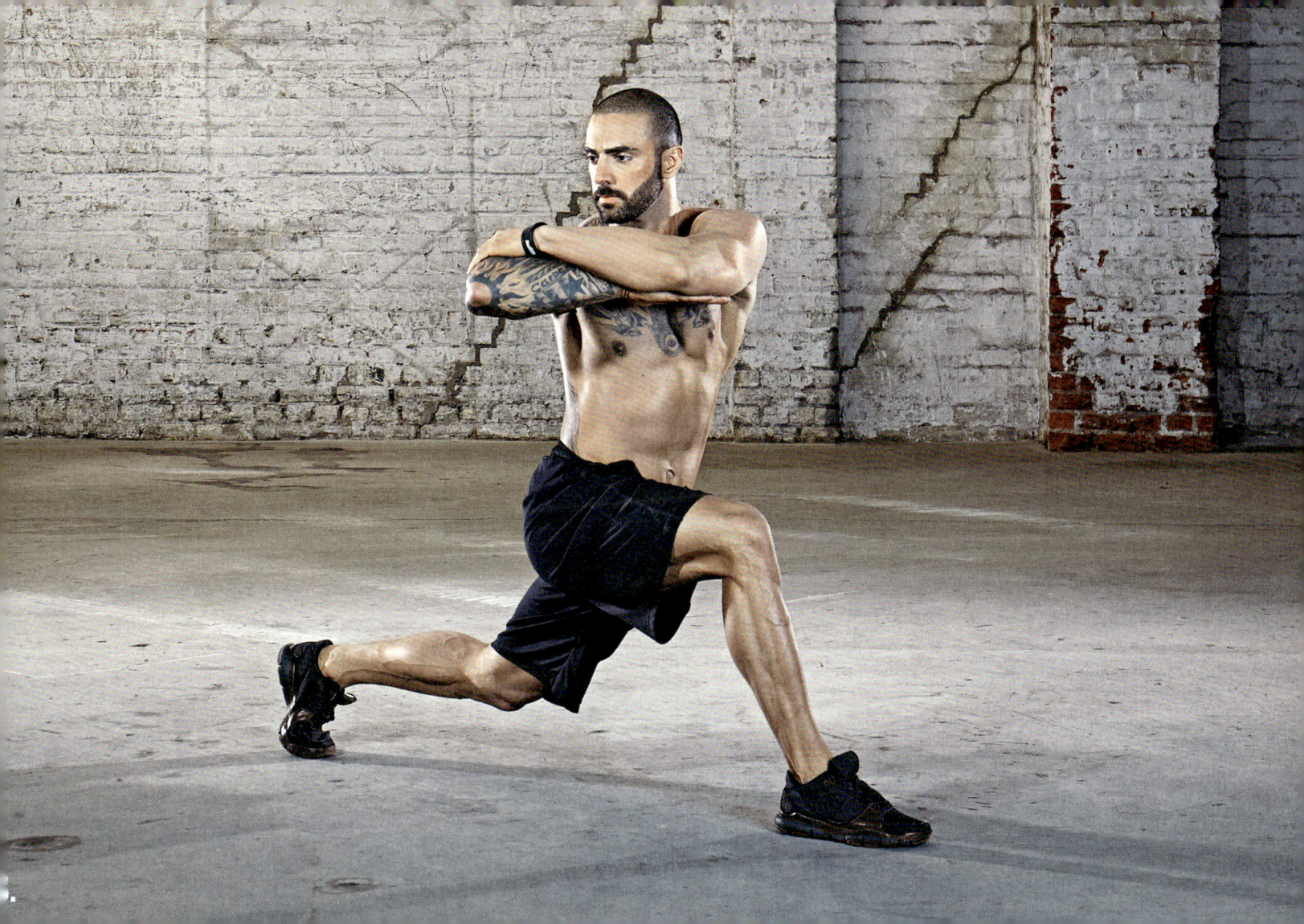

SINGLE LEG LATERAL LUNGE

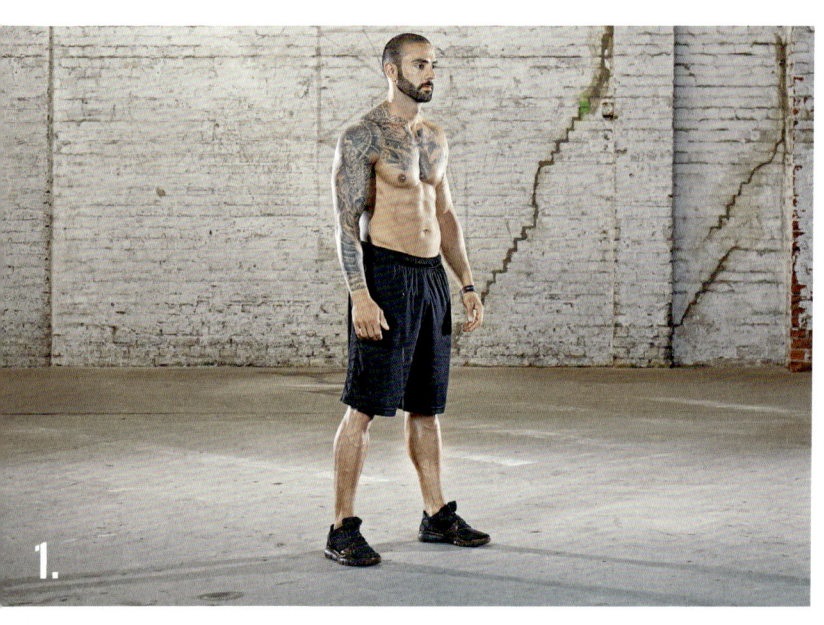

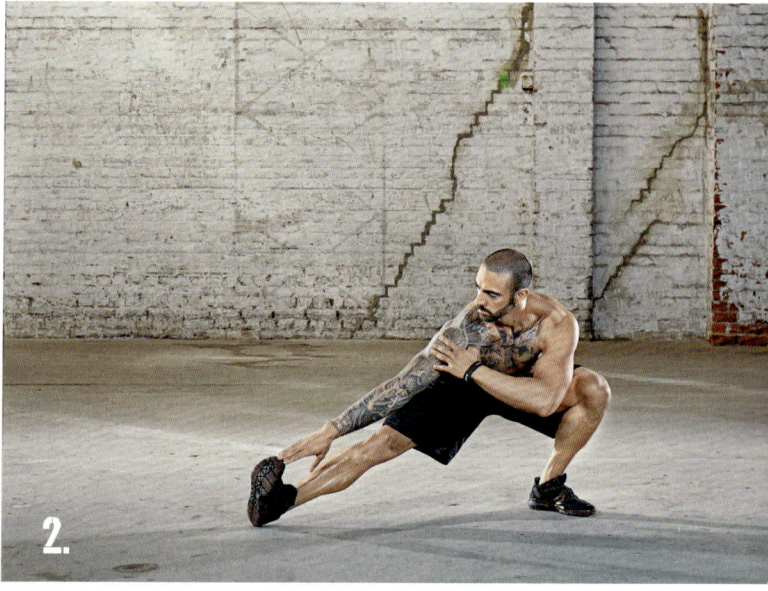

1. + 2. Stell dich aufrecht hin, die Beine etwa hüftbreit auseinander. Jetzt setzt du das rechte Bein in einem weiten Schritt nach rechts und gehst tief in die Hocke. Das rechte Bein ist durchgestreckt, die Zehen sind zu dir herangezogen. Die Arme kannst du zum Ausbalancieren zunächst vor den Körper nehmen.
Wenn du stabil stehst, berührst du mit deiner rechten Hand die rechte Fußspitze und winkelst den linken Arm im 90-Grad-Winkel vor deinem Körper an. Die linke Hand legst du an deinen rechten Oberarm.
3. Verlagere nun das Gewicht auf den rechten Fuß und streck das linke Bein aus, ohne dich aufzurichten. Wechsel dabei auch die Armhaltung, die rechte Hand greift an den linken Oberarm und die linke Hand an die linke Fußspitze.

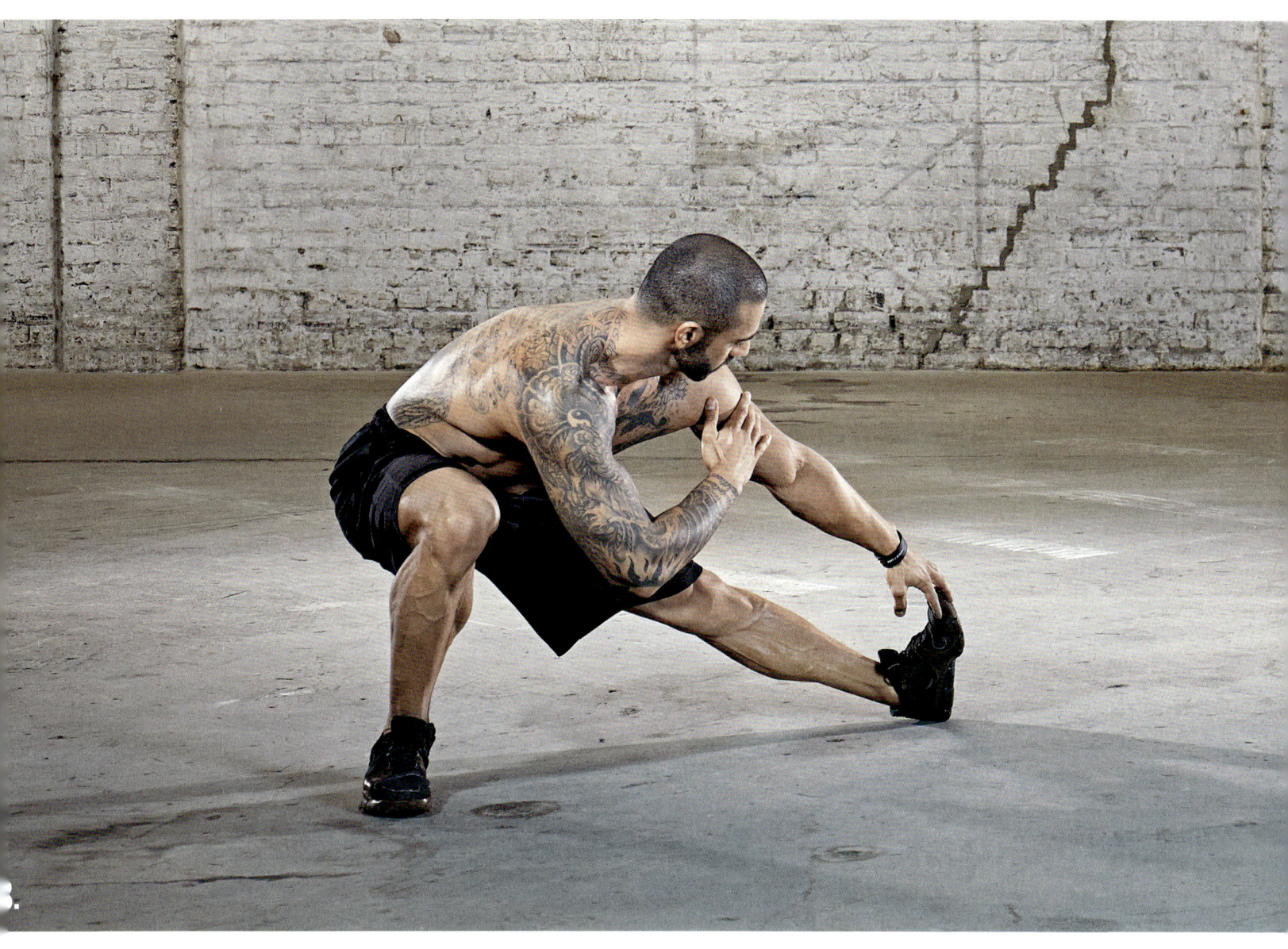

AUSFALLSCHRITT MIT OBERKÖRPERROTATION I –
KNIE AUF DEM BODEN

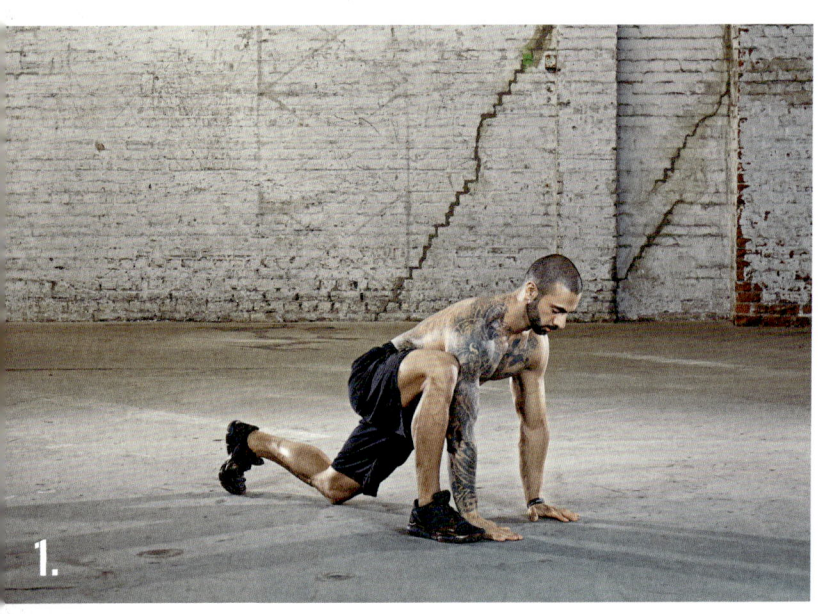

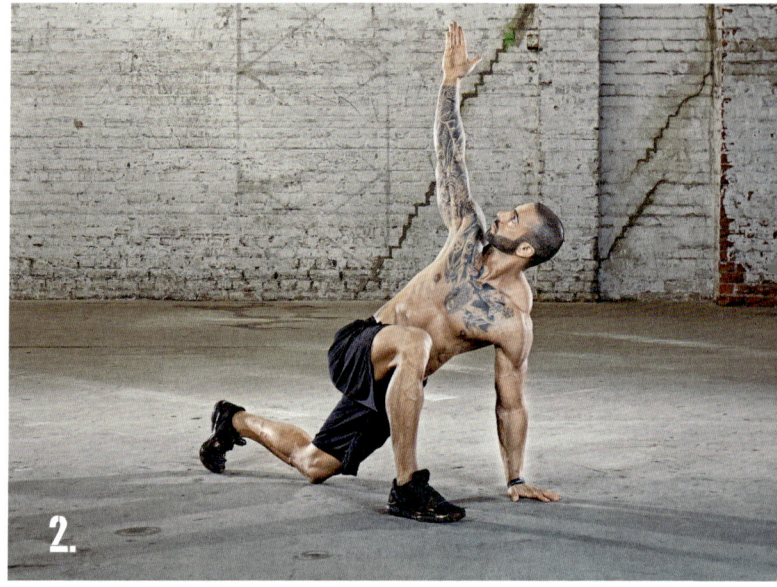

1. Geh in einen tiefen Ausfallschritt. Knie und Ferse des rechten Beins stehen senkrecht übereinander, das linke Bein ist nach hinten ausgestreckt, das Knie abgelegt.
Beide Hände sind neben der rechten Fußinnenseite aufgestützt.
2. Jetzt drehst du den Oberkörper nach rechts auf und streckst die rechte Hand nach oben aus.
Dein Blick folgt deiner Hand.

AUSFALLSCHRITT MIT OBERKÖRPERROTATION II – KNIE ANGEHOBEN

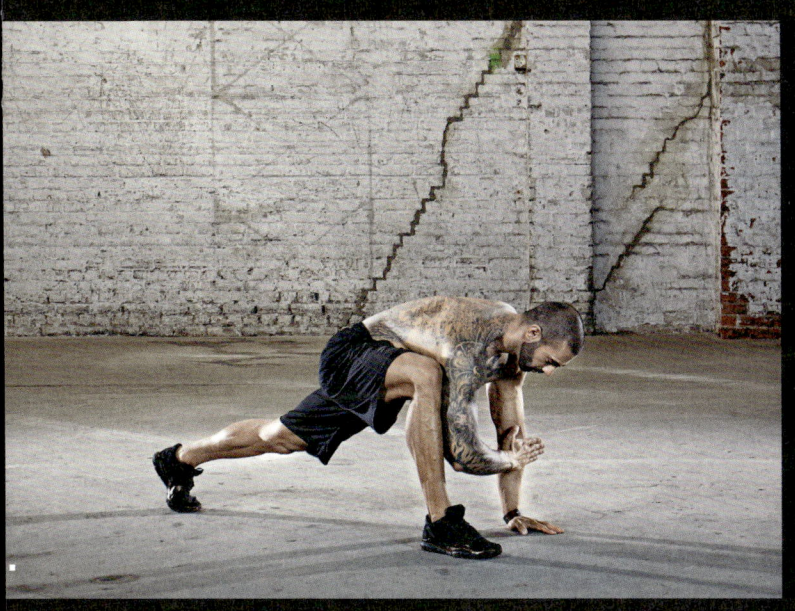 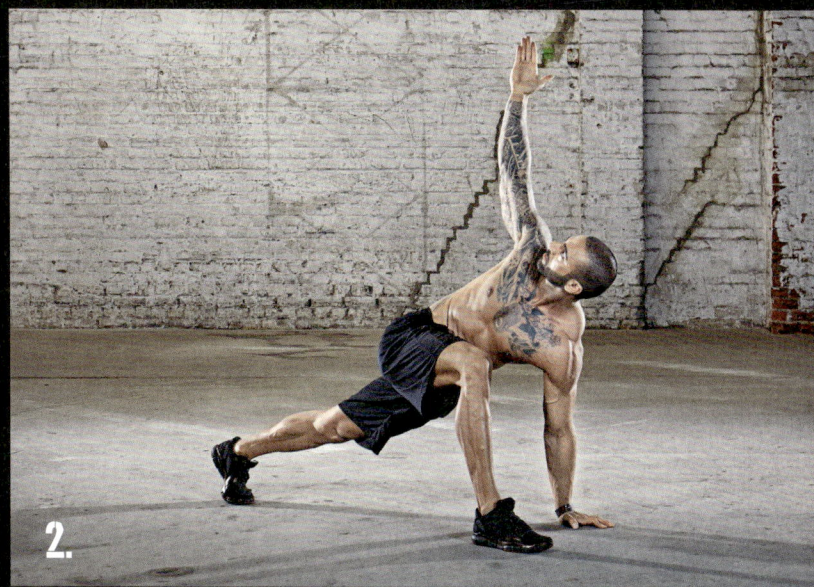

1. Geh in einen tiefen Ausfallschritt. Knie und Ferse des rechten Beins stehen senkrecht übereinander, das linke Bein ist nach hinten ausgestreckt, das Knie angehoben. Die linke Hand ist neben dem rechten Fuß aufgestützt, der rechte Arm im 90-Grad-Winkel gebeugt, sodass der Oberarm am Unterschenkel anliegt und die Hand die linke Armbeuge berührt.

2. Jetzt streckst du deinen rechten Arm in Richtung Decke und drehst den Oberkörper mit, dein Blick ist auf deine rechte Hand gerichtet. Dann gehst du wieder zurück in die Ausgangsposition und versuchst, die Haltung zu intensivieren, indem du den rechten Ellenbogen so weit wie möglich zu Boden führst.

SKATER JUMP LUNGE

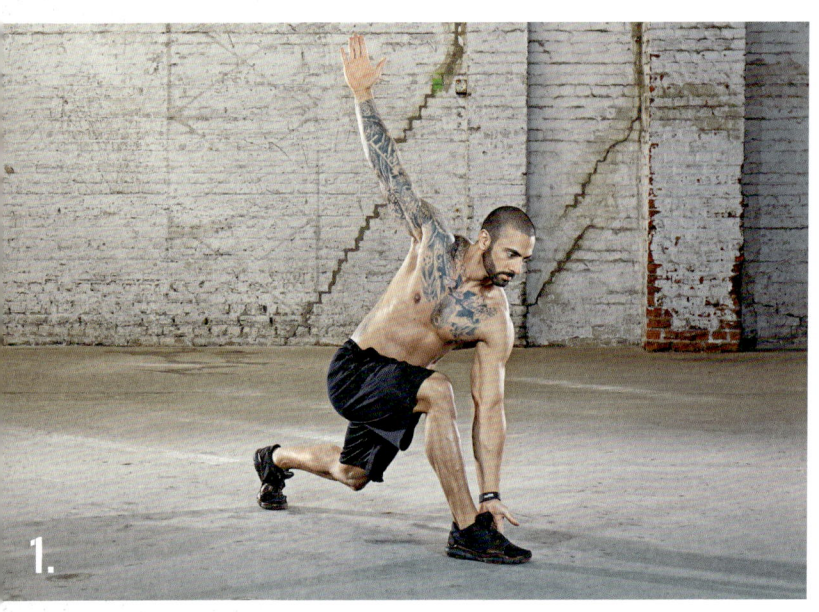 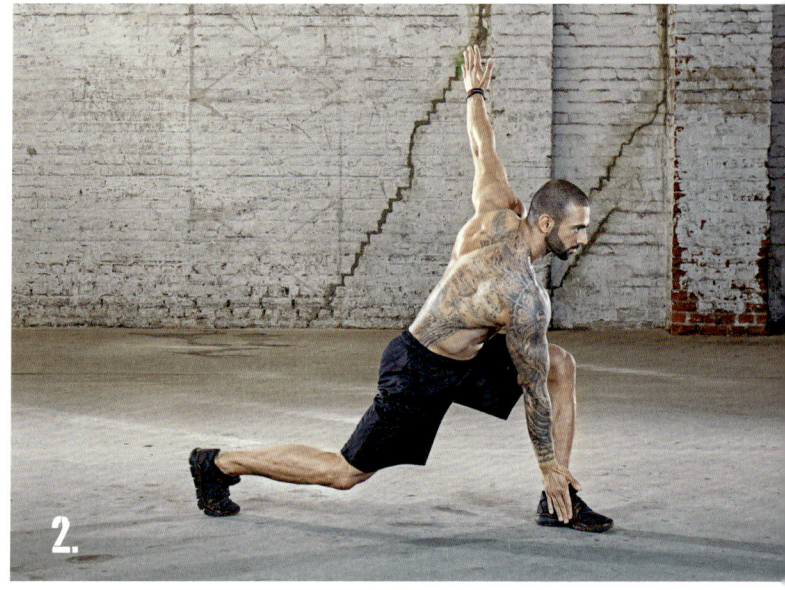

1. Geh mit dem rechten Bein nach vorn in einen tiefen Ausfallschritt, das hintere Knie ist angehoben. Berühr mit der linken Hand die rechte Fußinnenseite. Den rechten Arm streckst du nach oben aus, um die Balance zu unterstützen.
2. Wechsel jetzt den Ausfallschritt im Sprung und wechsel dabei auch die Position der Arme.

ATHLETIC SUMO SQUAT

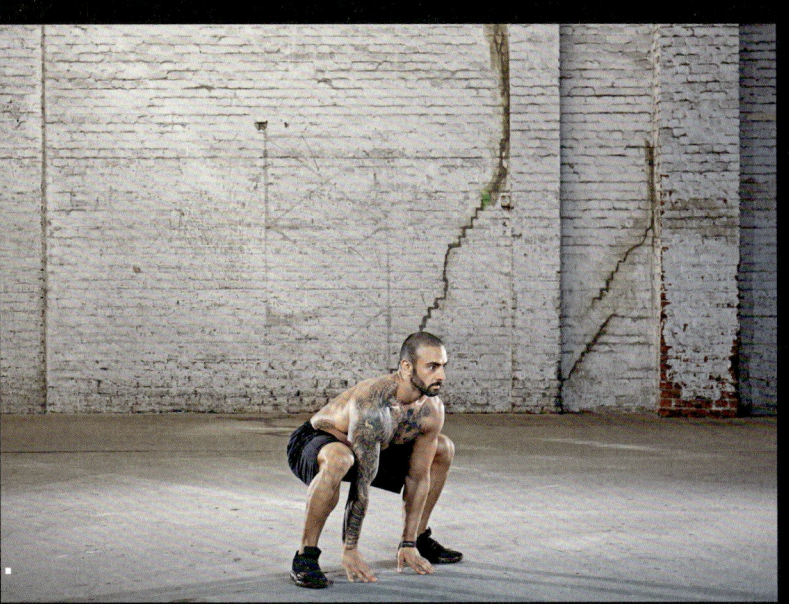

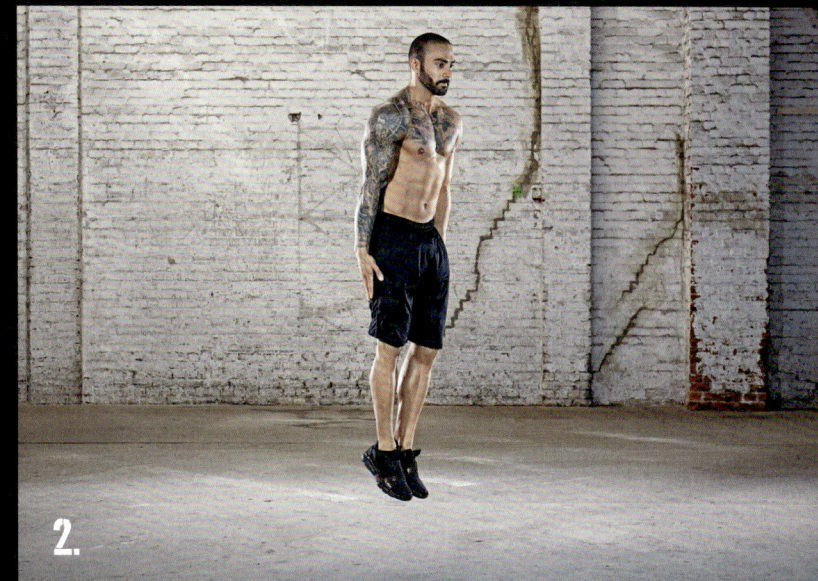

2.

1. Geh tief in die Hocke, beide Hände berühren den Boden.
2. Jetzt drückst du dich mit den Beinen in einen Strecksprung ab und landest wieder in der Ausgangsposition, der tiefen Hocke. Wichtig ist, so leise wie möglich zu landen, weil du damit auch automatisch deine Gelenke schonst.

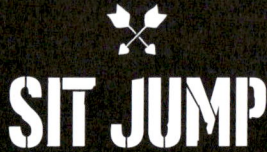

SIT JUMP

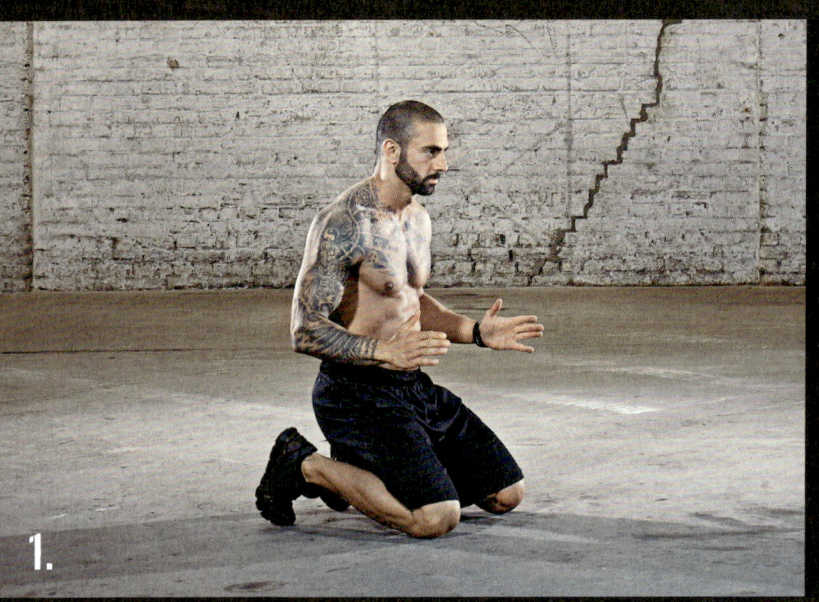

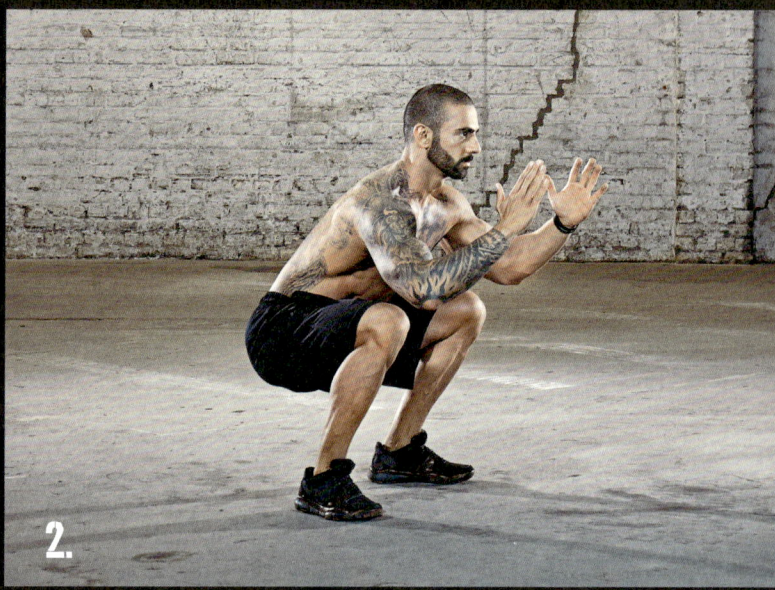

1. Komm in den Fersensitz, die Füße sind aufgestellt, die Arme neben deinem Oberkörper angewinkelt.
2. Spring aus diesem Sitz in die tiefe Hocke.
3. Aus der Hocke springst du hoch in einen Hocksprung, zieh dabei die Beine,
soweit es geht, an die Brust. Lande möglichst leise, um deine Gelenke zu schonen.

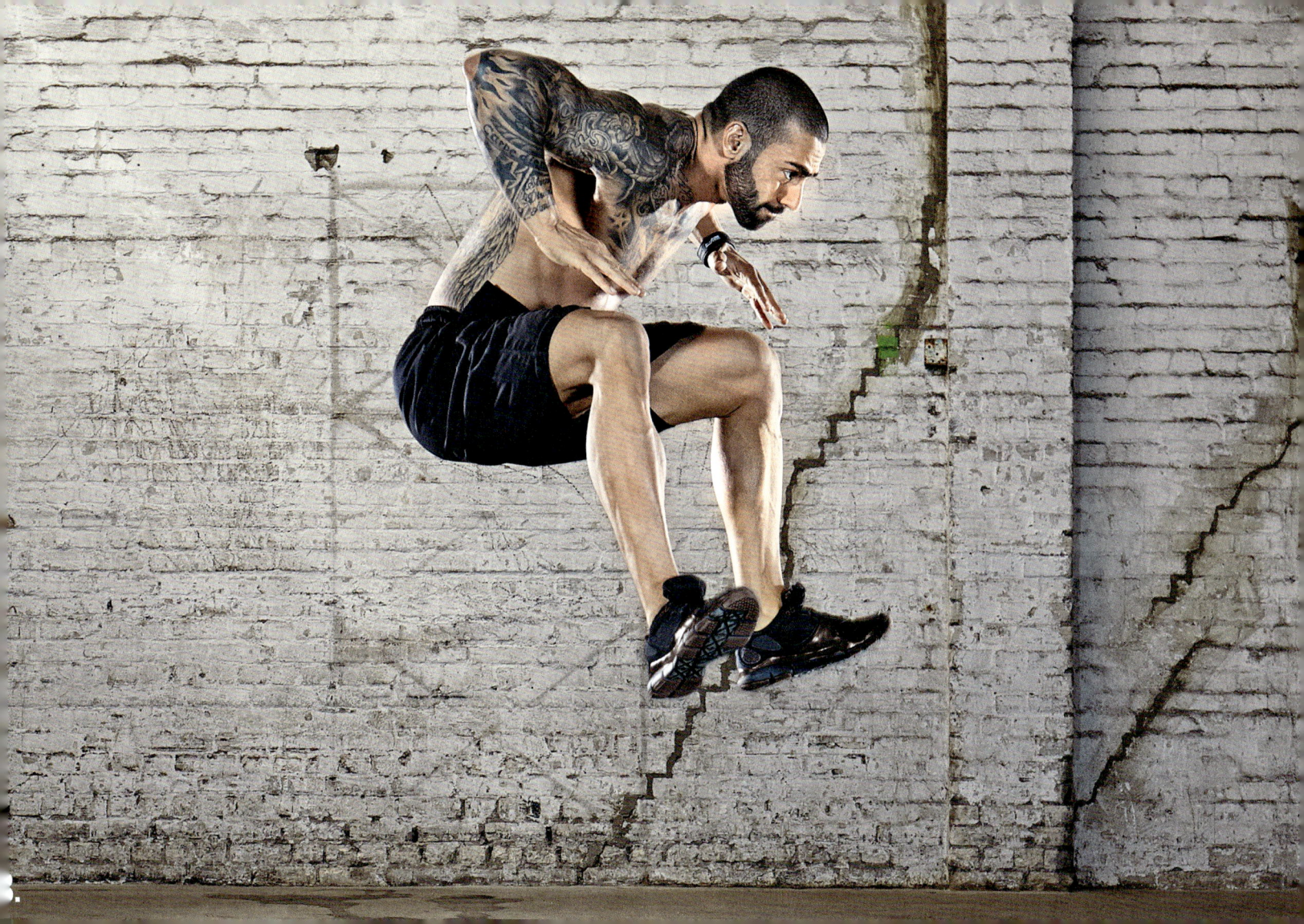

WALKOUT PUSH-UP UND JUMP SQUAT

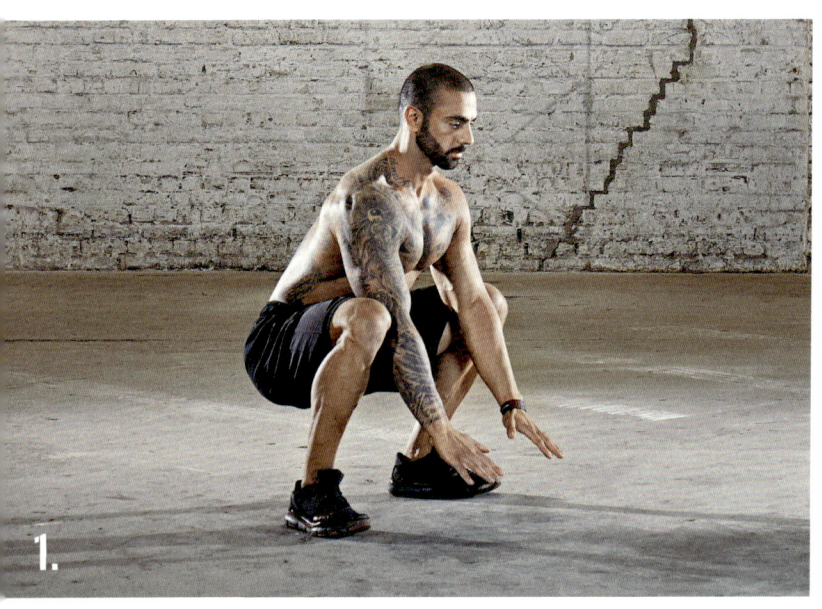

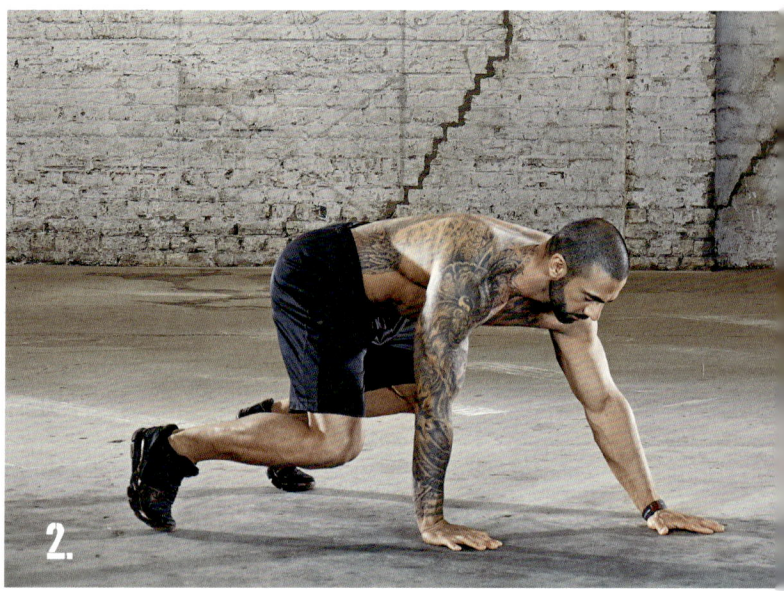

1. Geh in eine tiefe Hocke. Die Arme sind zwischen den Beine nach vorn ausgestreckt.

2. Lass nun deinen Oberkörper langsam nach vorn sinken, stütz dich auf den Händen ab und krabbel nach vorn.

3. Komm in einen Liegestütz, der Körper bildet eine gerade Linie.

4. Aus dieser Position heraus gehst du einmal tief nach unten in einen aktiven Liegestütz.

5. Jetzt drückst du dich wieder nach oben zurück.

6. Aus dem Liegestütz krabbelst du mit den Händen zurück Richtung Füße.

7. Richte deinen Oberkörper wieder auf, sodass du in eine tiefe Hocke kommst.

8. Aus der Hocke heraus machst du einen Strecksprung. Lande möglichst leise, um deine Gelenke zu schonen.

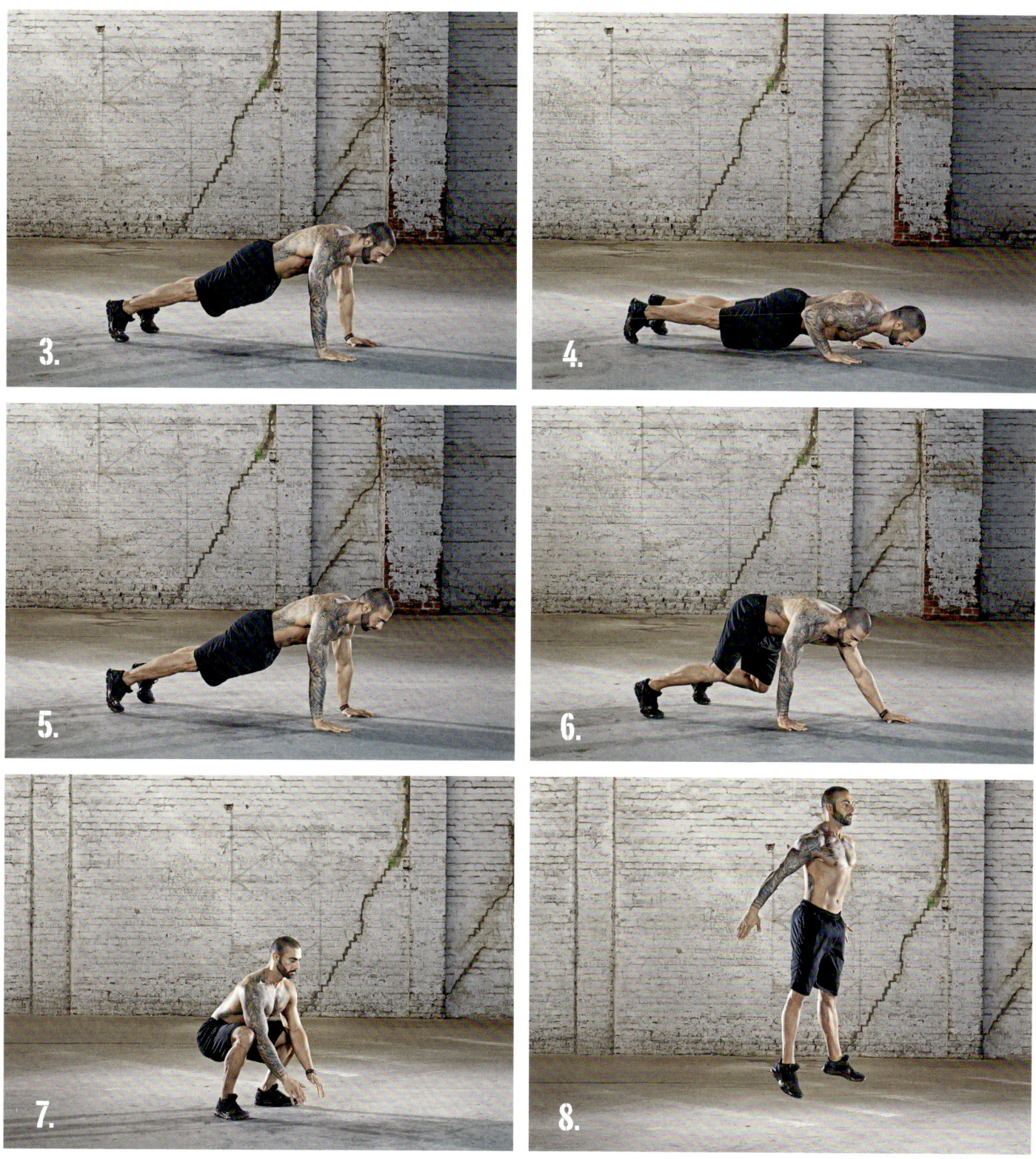

HÜFTSENKEN MIT ARM-HEBEN

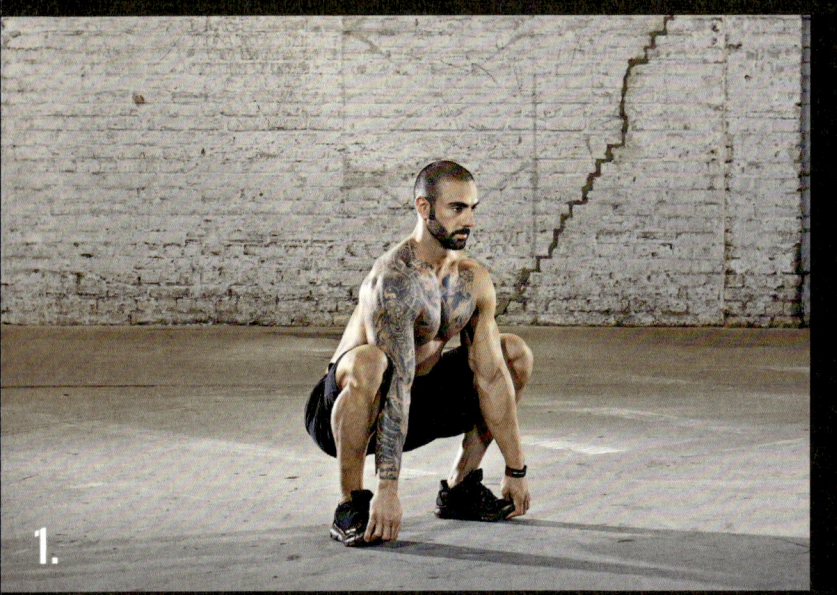

1.

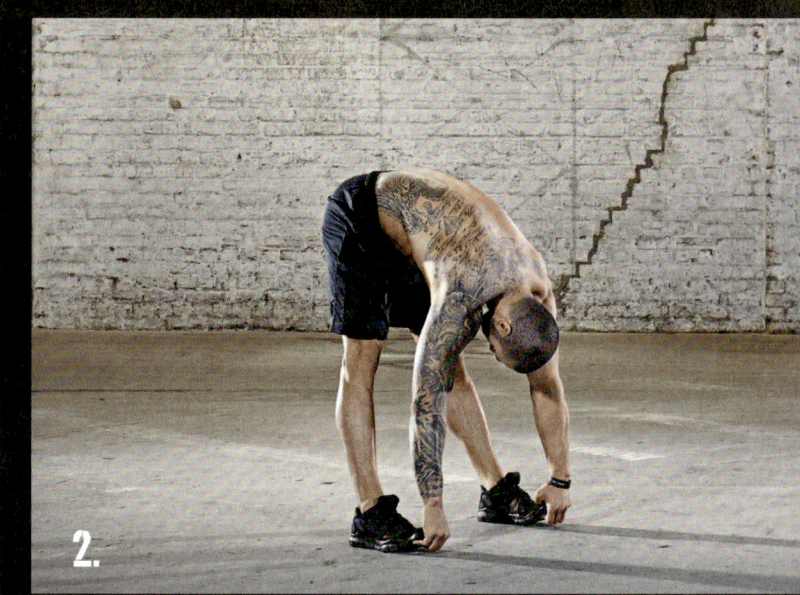

2.

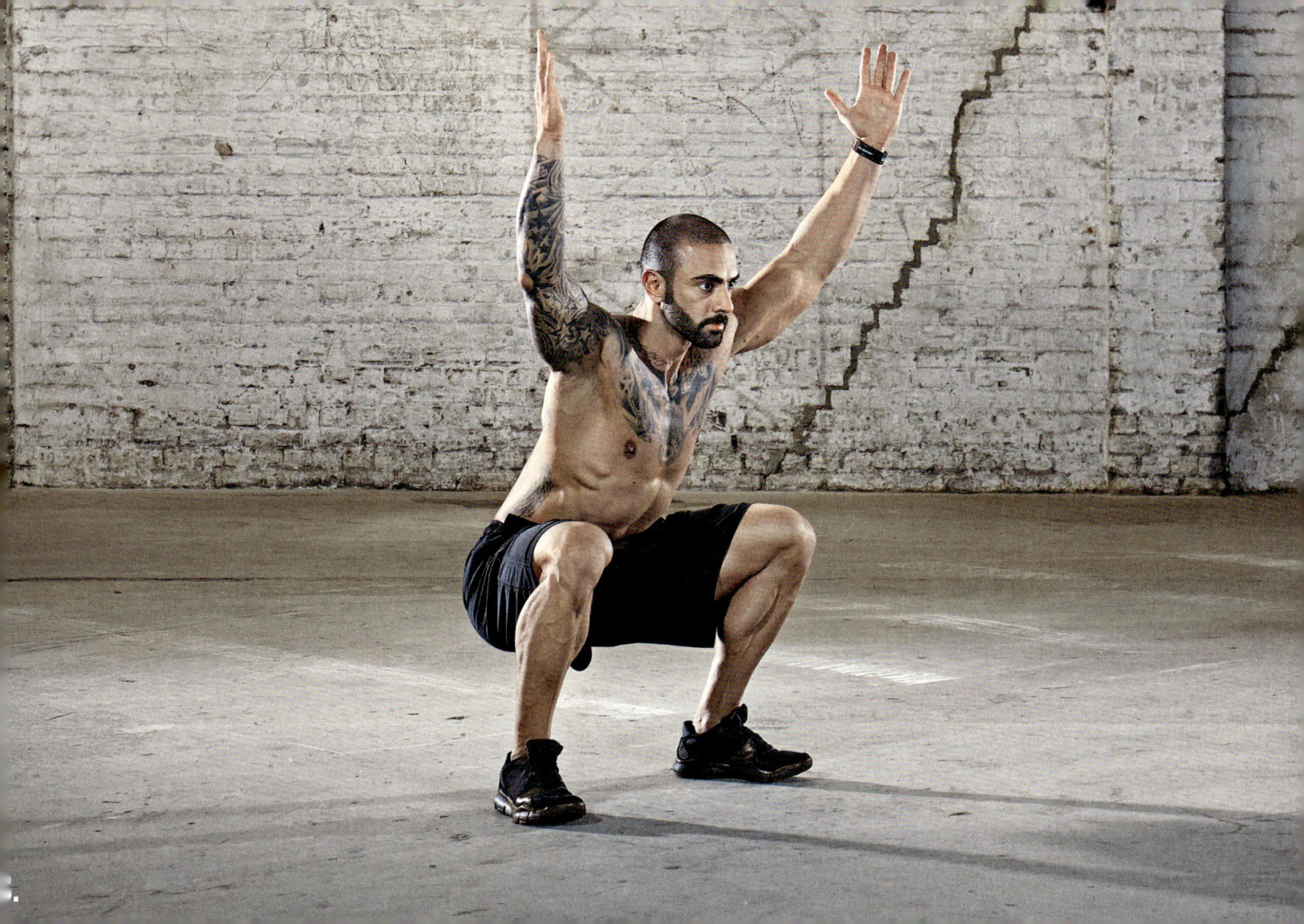

SEITSTÜTZ MIT FUSS-BERÜHREN

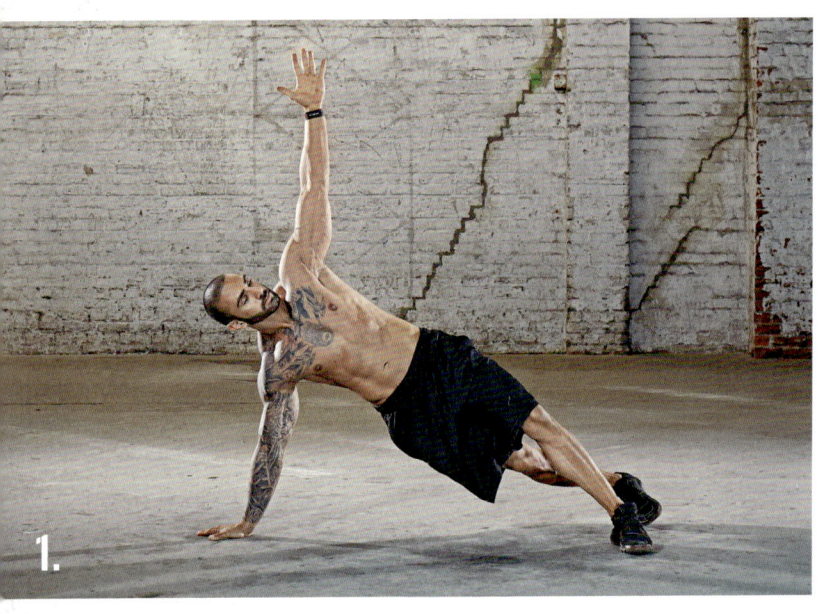 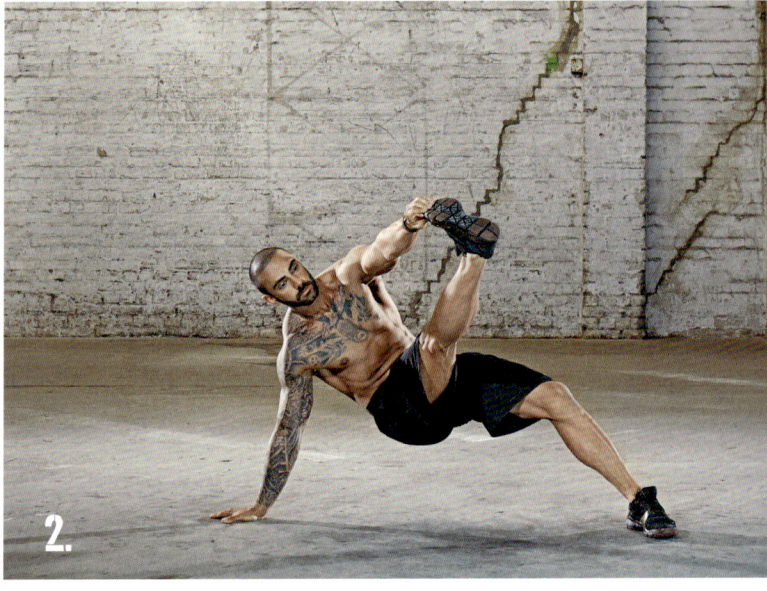

1. Lege dich auf die rechte Seite und stütz dich mit dem rechten Arm so vom Boden hoch, dass dein Körper eine Diagonale bildet. Der linke Arm ist nach oben ausgestreckt, die Füße stehen voreinander.
2. Jetzt führst du den linken Arm vor dem Körper mit dem rechten Fuß zusammen.

SEAL JUMP

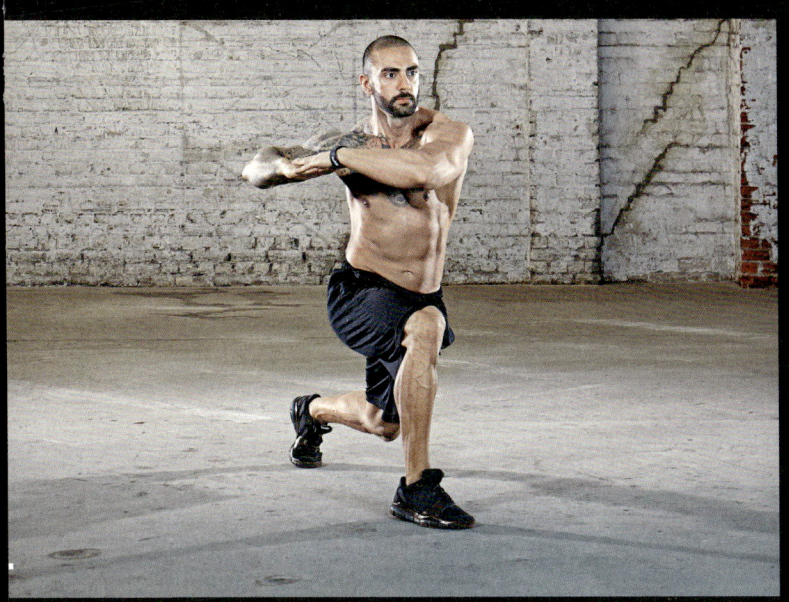

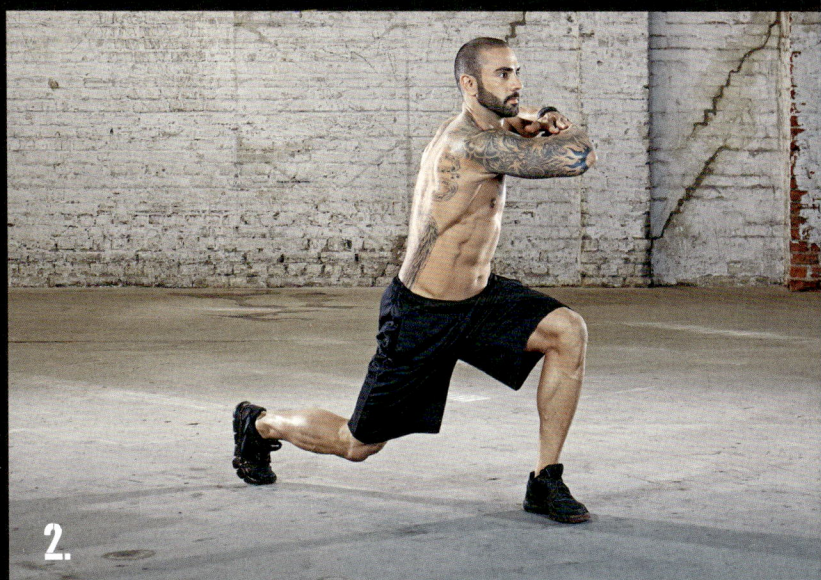

1. Geh mit dem rechten Bein nach vorn in einen tiefen Ausfallschritt, beide Knie sind ungefähr im 90-Grad-Winkel gebeugt. Heb die Arme vor die Brust, die Hände liegen übereinander, die Unterarme sind parallel zum Boden. Dreh nun den Oberkörper zur rechten Seite, blick dabei aber weiter nach vorn.
2. Jetzt wechselst du die Beinstellung im Sprung und nimmst das linke Bein nach vorn. Beim Springen drehst du deinen Oberkörper zur anderen Körperseite. Bitte versuch, so leise wie möglich zu landen, um deine Gelenke zu schonen.

RUSSIAN TWIST

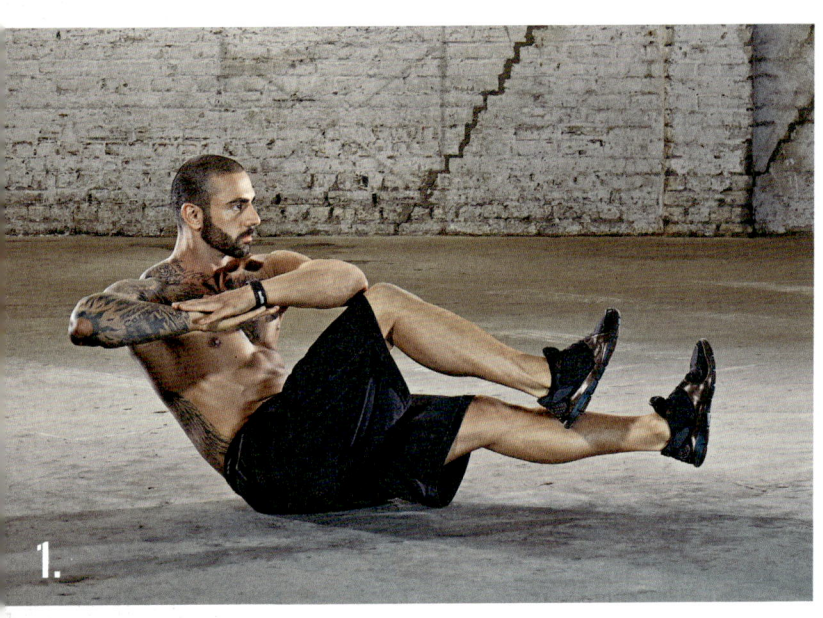

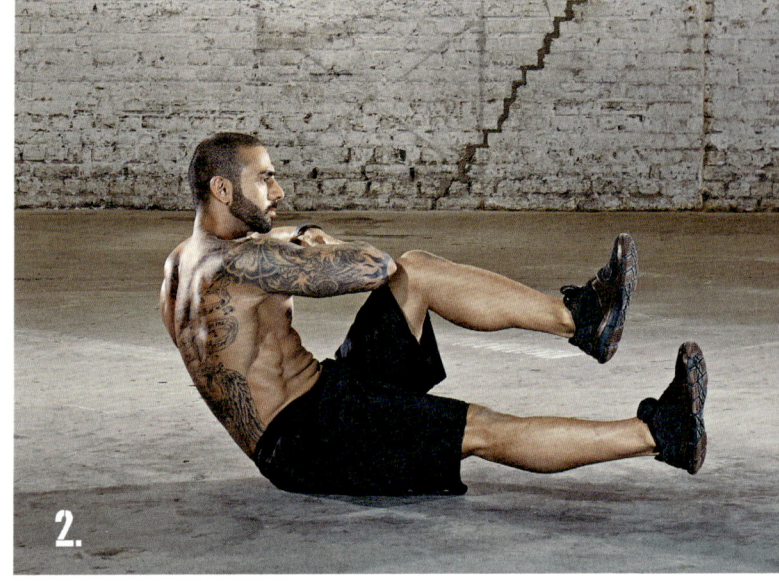

1. + 2. Setz dich auf den Boden und heb die Arme vor die Brust. Die Hände liegen übereinander, die Unterarme sind parallel zum Boden. Streck jetzt deine Beine aus, heb sie leicht an und berühr im Wechsel mit dem rechten Knie den linken Ellenbogen und mit dem linken Knie den rechten Ellenbogen. Der Oberkörper dreht dabei etwas mit und ist leicht nach hinten gelehnt.

SPIDERMAN PUSH-UP

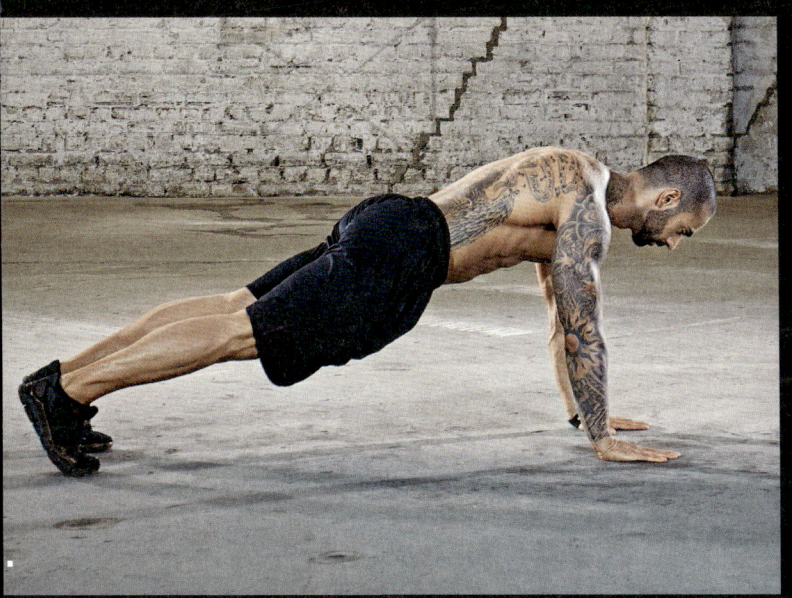

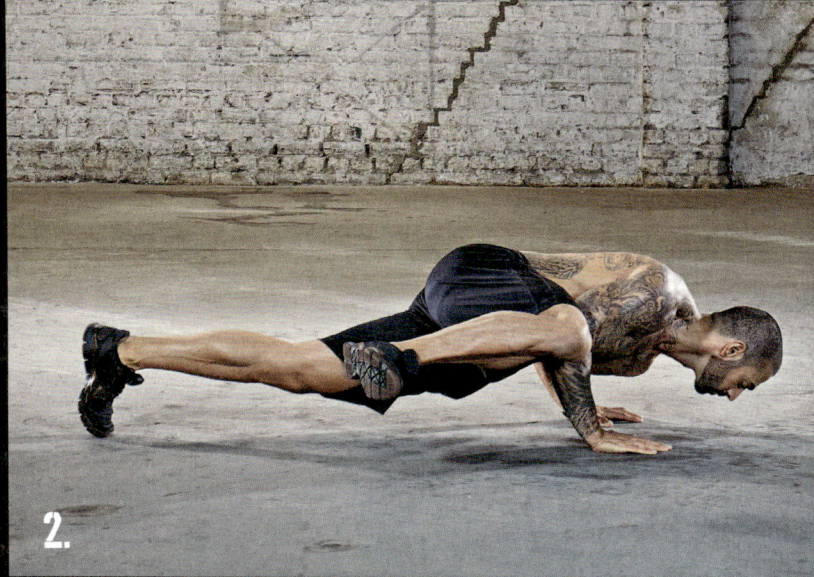

1. Geh in einen Liegestütz. Die Hände sind unter den Schultern, der Bauch ist angespannt.
2. Beug die Arme und senk den Oberkörper bis knapp über dem Boden ab.
Zieh nun das rechte Knie seitlich bis an deinen rechten Ellenbogen heran.

THAI PUSH-UP

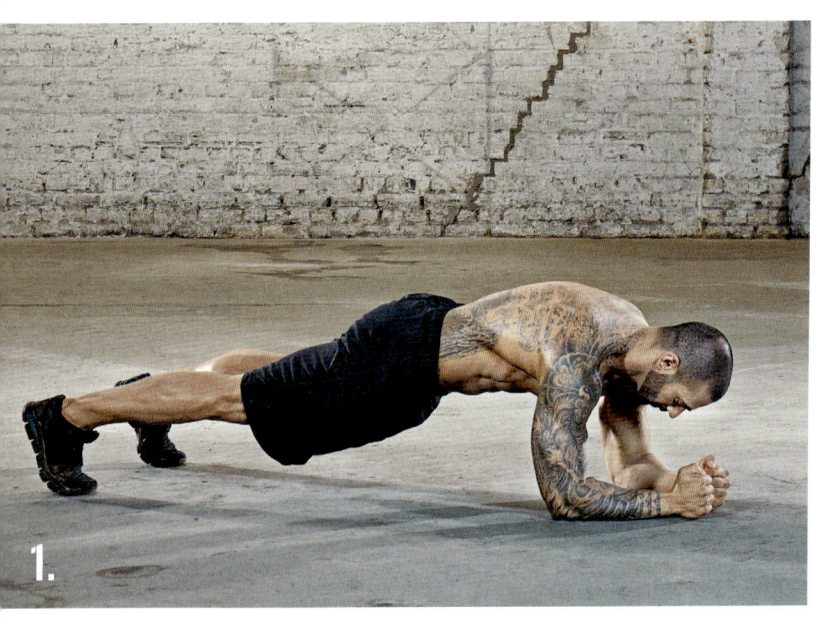 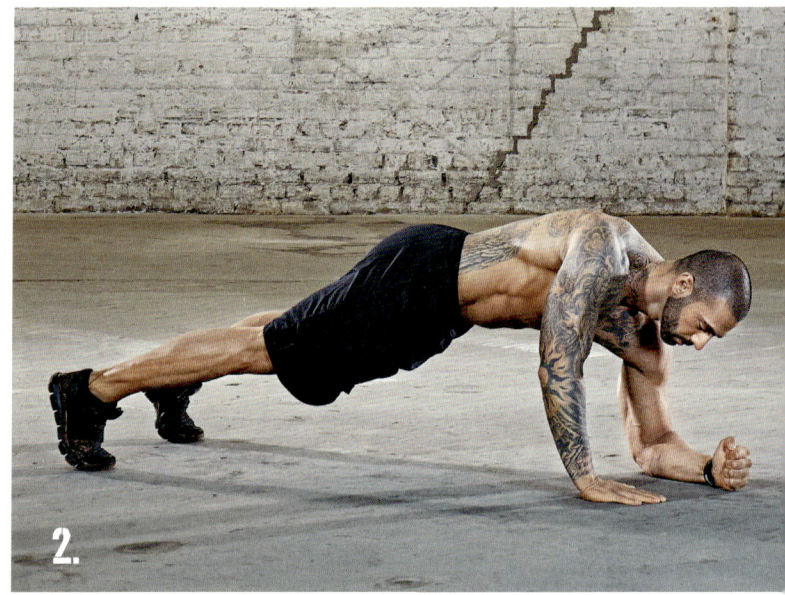

1. Geh in einen Unterarmstütz. Bauch, Po und Beine sind angespannt, der Körper bildet eine gerade Linie.

2. Lös den rechten Unterarm, drück dich hoch und stütz dich mit der rechten Hand ab.

3. Jetzt löst du auch den linken Unterarm und stützt dich mit der Hand ab, sodass du im Liegestütz bist. Geh nun wieder nacheinander mit beiden Seiten zurück auf die Unterarme.

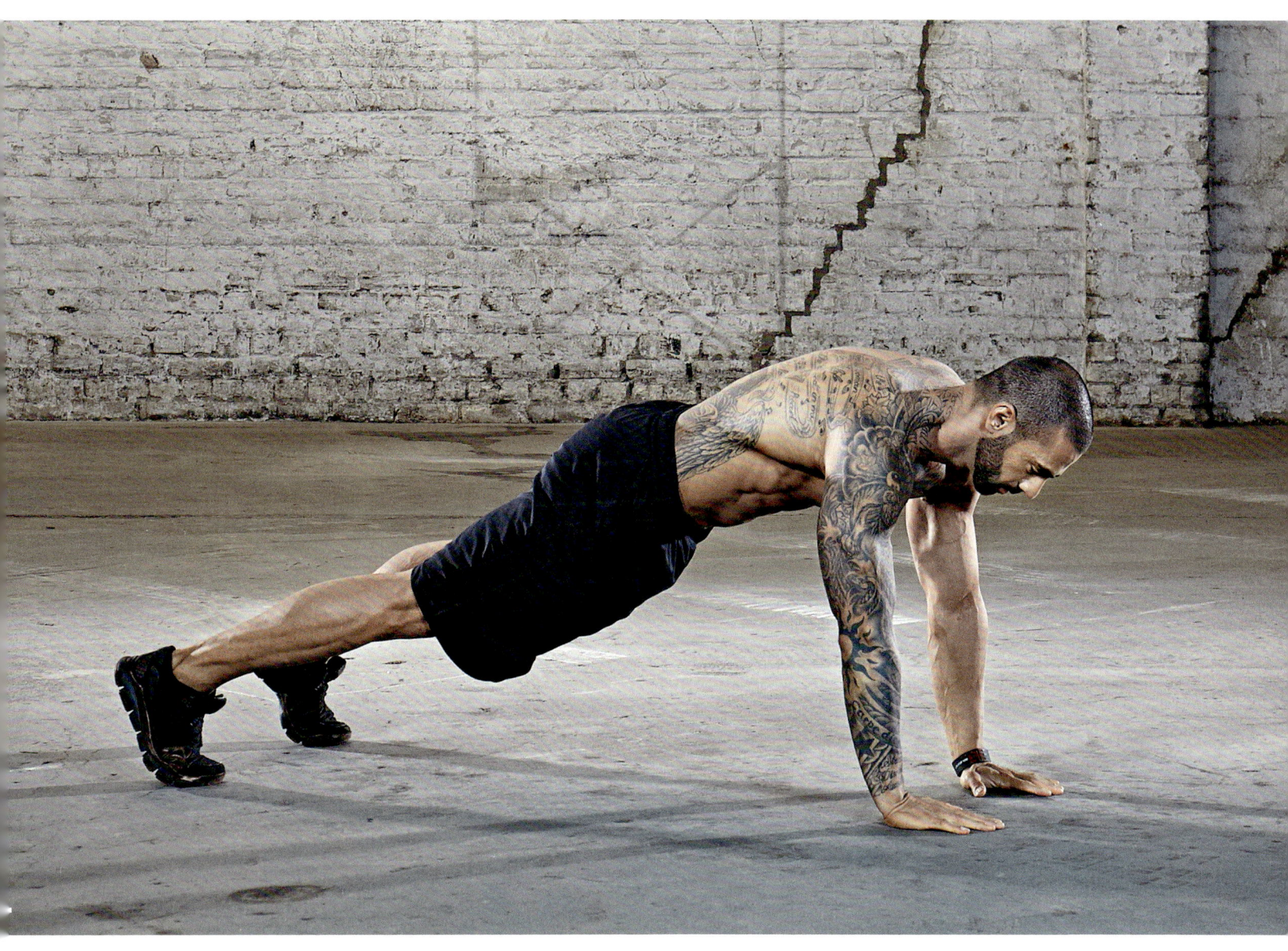

MMA PUSH-UP

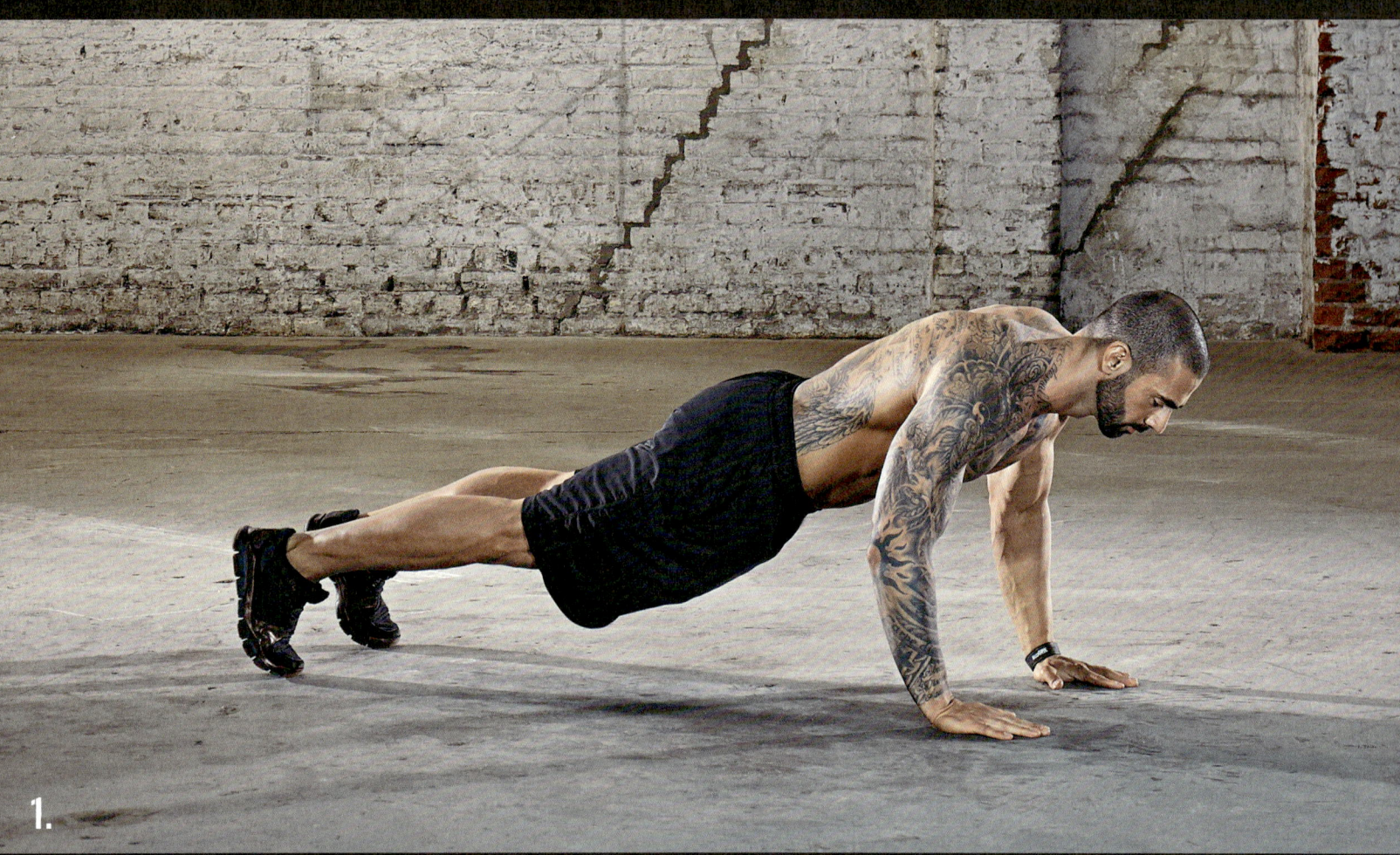

1.

1. Geh in einen Liegestütz.

2. Leg den Körper auf dem Boden ab, die Füße sind aufgestellt. Heb Kopf und Oberkörper an, die Hände sind neben der Brust aufgestützt.

3. + 4. Schwing nun die Arme vor den Kopf und dann hinter den Rücken. Die Fingerspitzen berühren sich kurz.

5. Dann winkelst du die Arme wieder neben deinem Körper an und drückst dich nach oben in den Liegestütz. Spann Rücken und Beine dabei an.

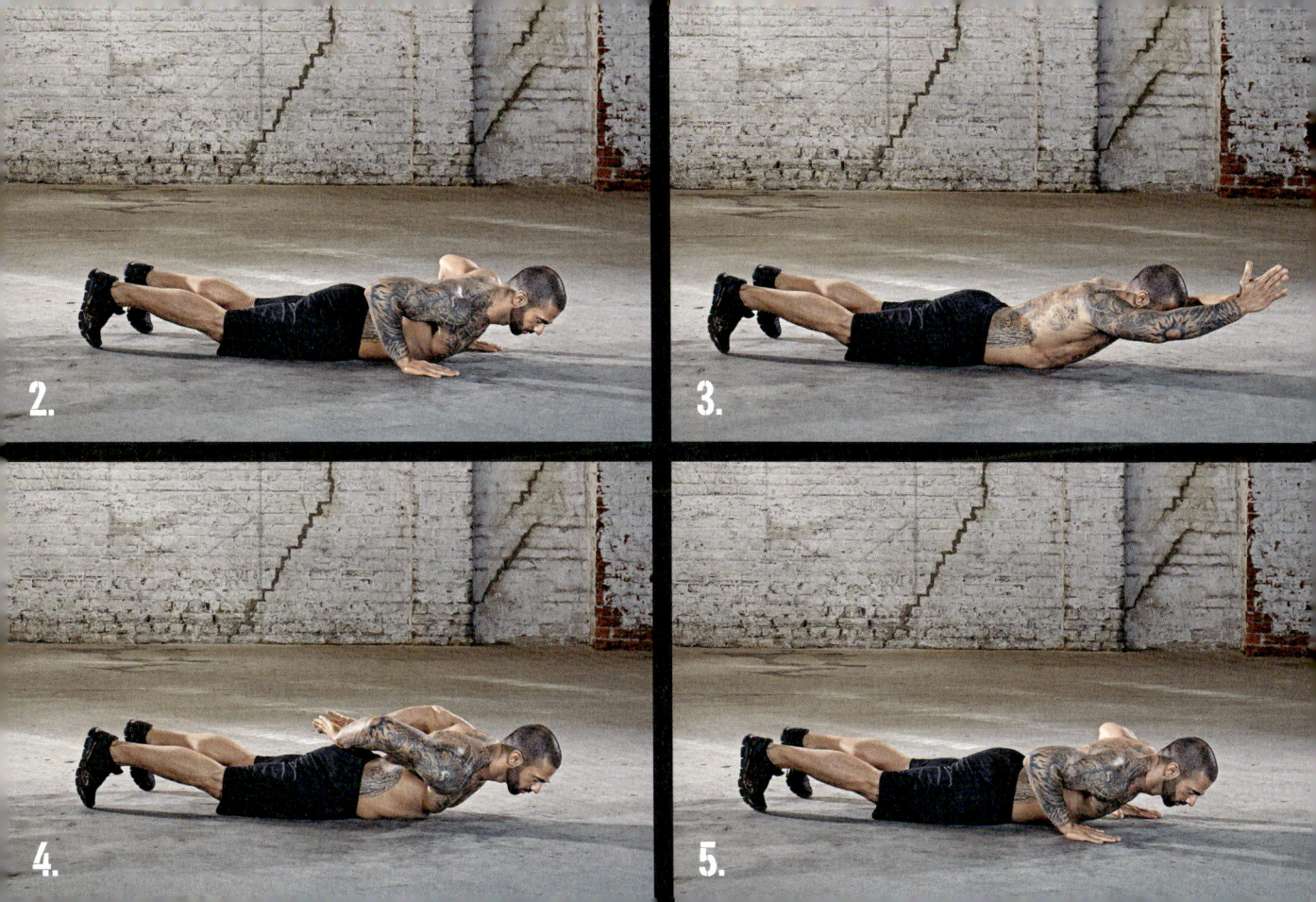

SUPERMAN PUSH-OVER

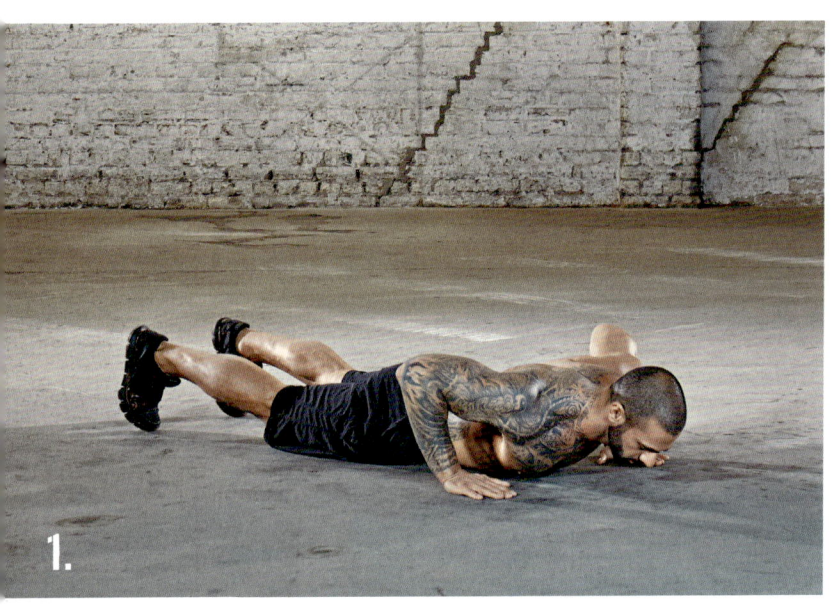 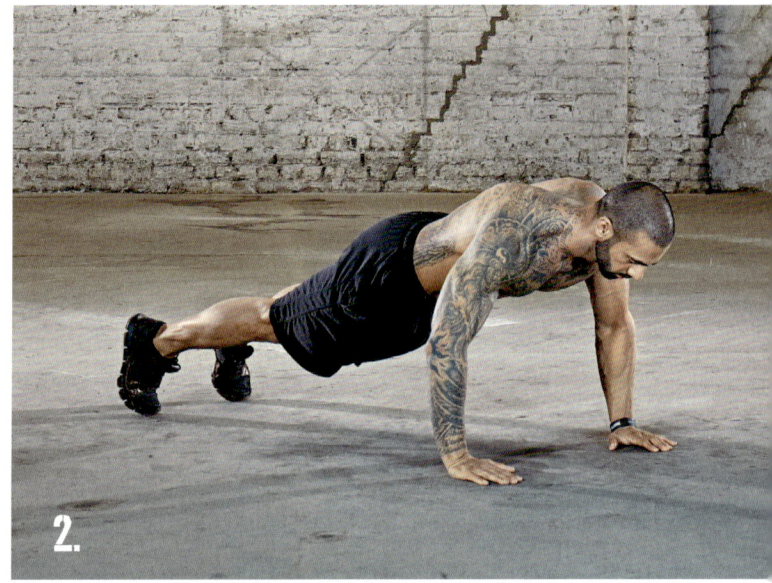

1. Leg dich flach auf den Bauch. Stütz die Hände etwa in Schulterhöhe
neben dem Oberkörper ab. Die Füße sind aufgestellt.
2. Jetzt drückst du dich in den Liegestütz hoch. Nacken, Rücken und Beine bilden eine gerade Linie.
3. Nun leg dich wieder ab und streck die Arme nach oben in die Luft.
Dabei versuchst du, deinen Oberkörper so weit wie möglich anzuheben.

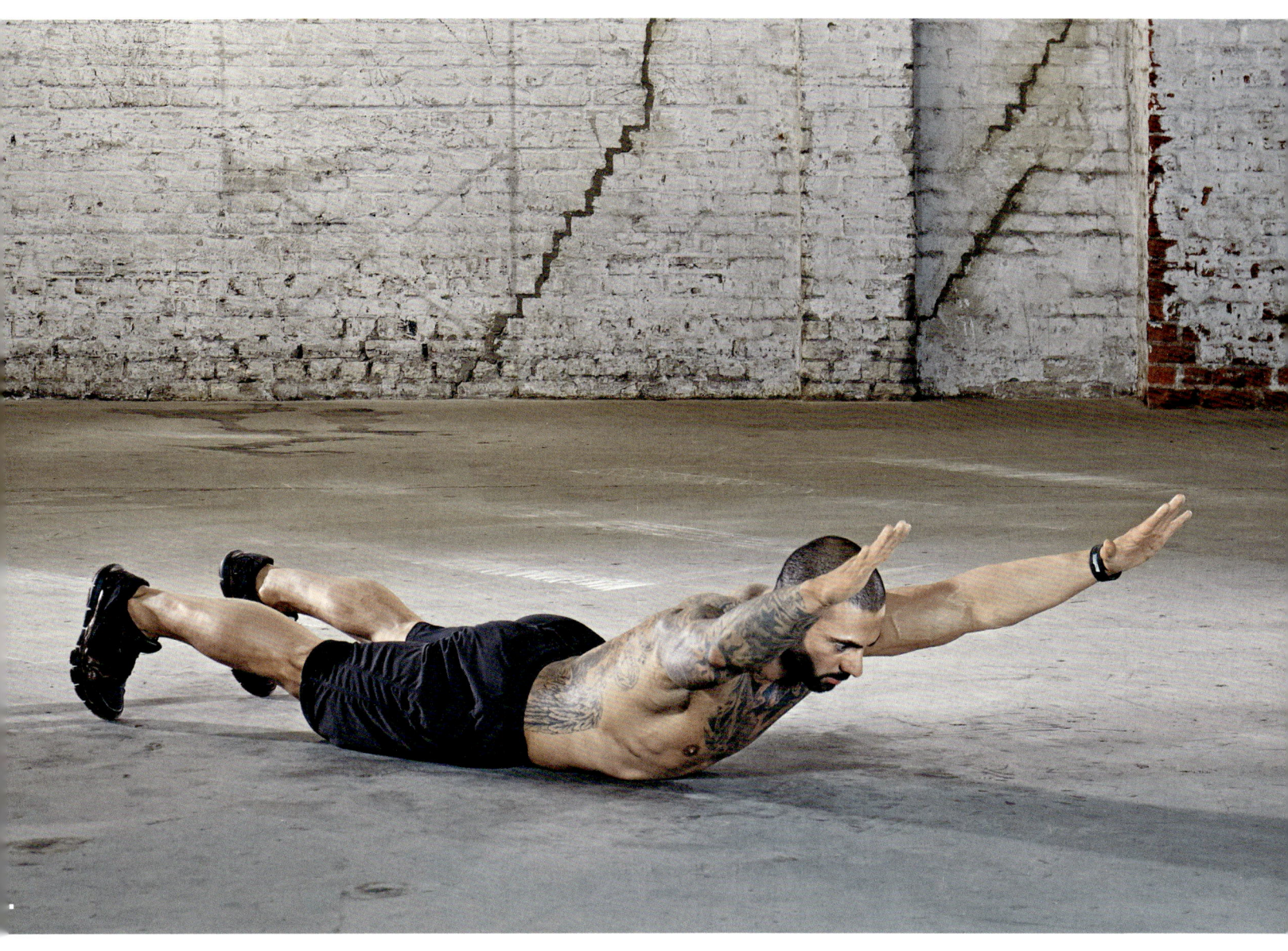

BACK CHANGER

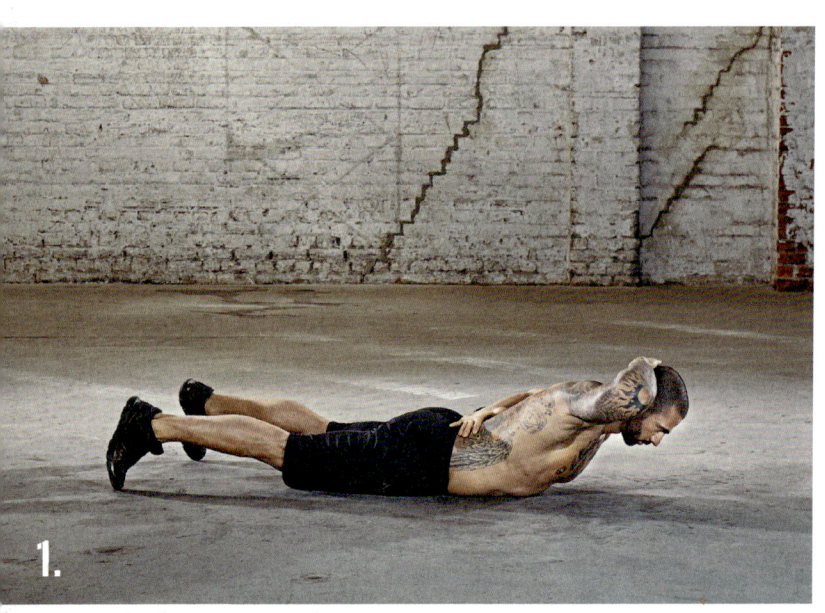

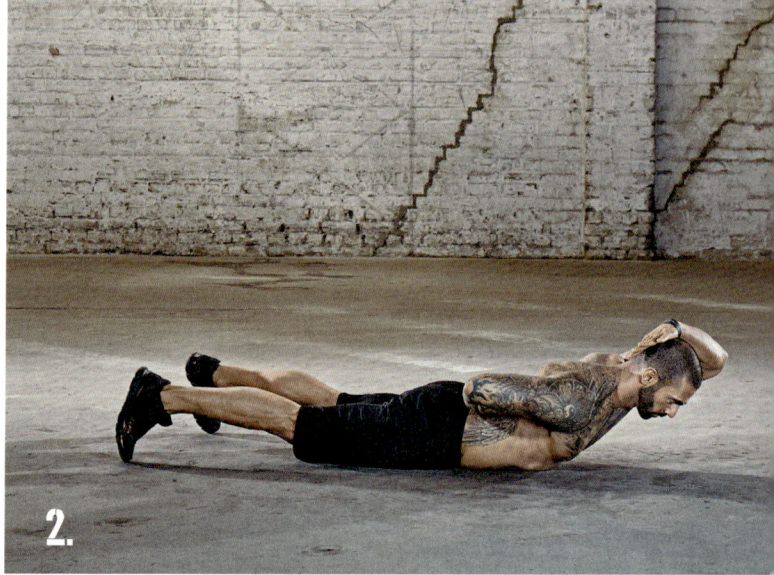

1. + 2. Leg dich auf den Bauch. Dein Körper ist fest angespannt, der Oberkörper angehoben, die Füße aufgestellt. Leg deine rechte Hand an den Hinterkopf und die linke auf den unteren Rücken (die Handfläche zeigt nach oben). Wechsel nun dynamisch die Armposition, die Hände gehen abwechselnd zum Kopf und zum Rücken.

SCHWIMMER

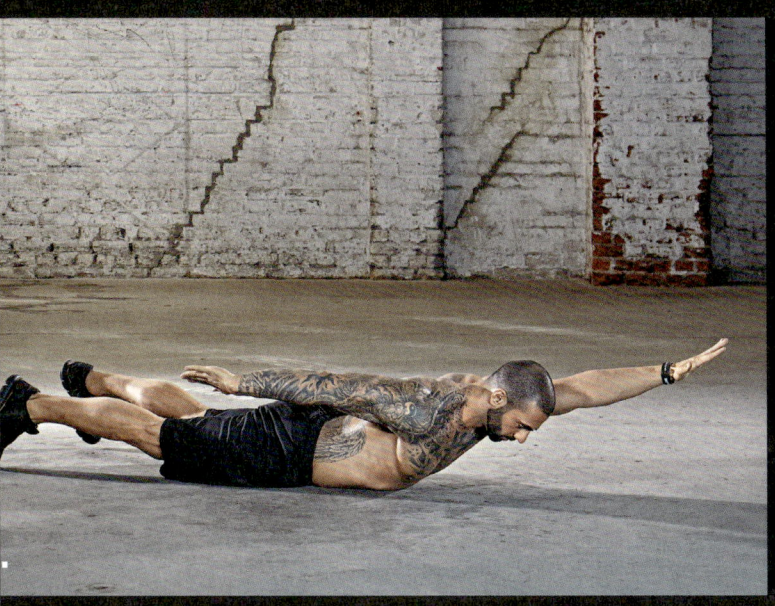
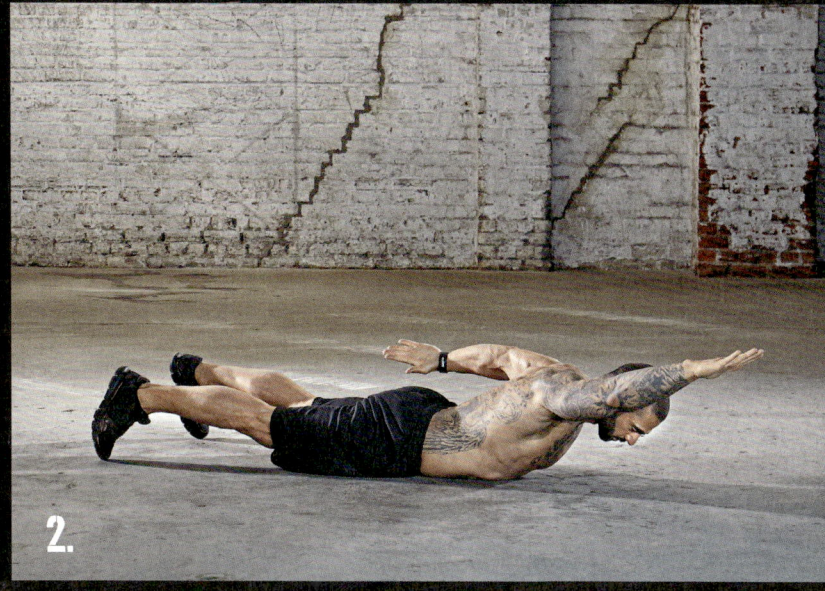

1. Leg dich flach auf den Bauch, die Füße sind aufgestellt. Heb nun Kopf und Oberkörper an, streck den linken Arm nach vorn und den rechten nach hinten aus.

2. Jetzt führst du in fließenden Bewegungen die Arme abwechselnd nach vorn und hinten.

SCHRÄGER V-SIT-UP

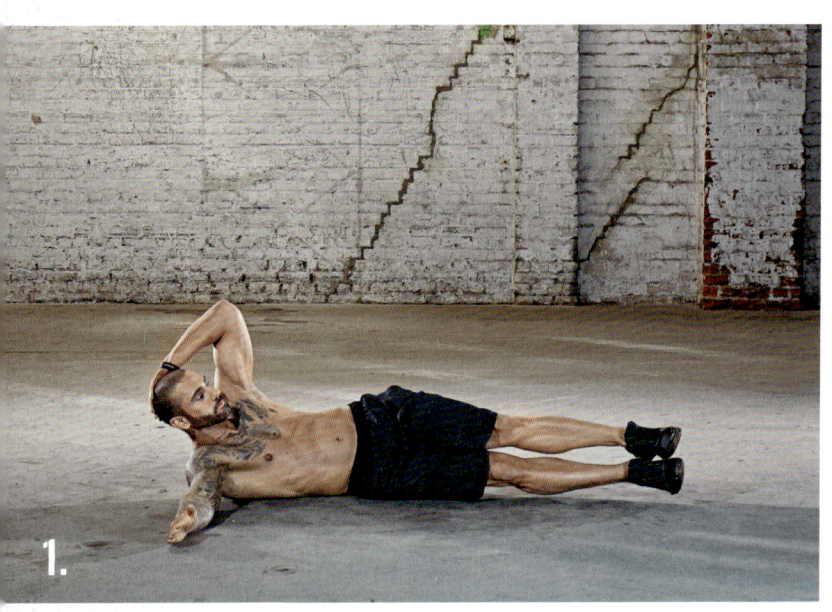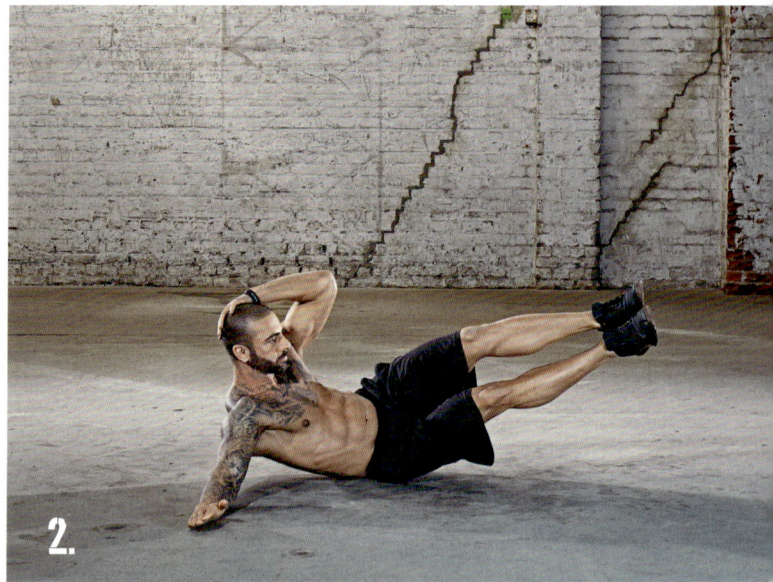

1. Leg dich auf die rechte Körperseite. Deine linke Hand ist am Hinterkopf.
Deinen rechten Arm streckst du vor dir aus, ungefähr im 90-Grad-Winkel zu deinem Körper.
2. Jetzt hebst du gleichzeitig die geschlossenen Beine und den Oberkörper an –
nur die Hüfte und der rechte Unterarm bleiben auf dem Boden liegen – und senkst Oberkörper und
Beine anschließend wieder ab, ohne den Boden zu berühren.

EXPLOSIVE SIT-UP

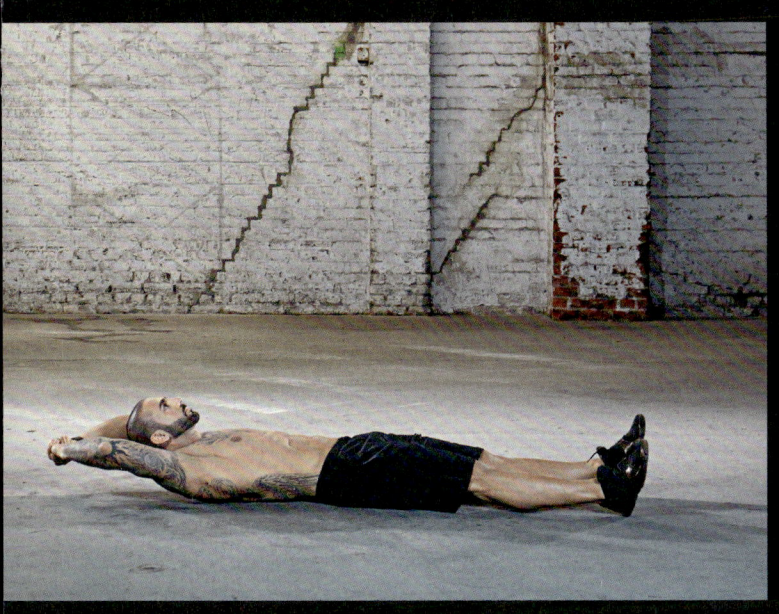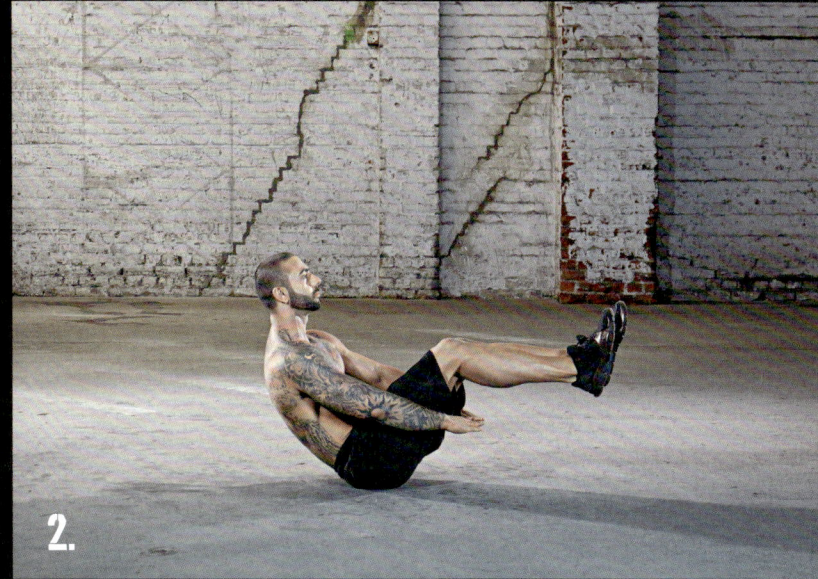

2.

1. Leg dich auf den Rücken und streck deine Arme über dem Kopf aus. Deine Hände berühren sich,
Schultern und Kopf sind angehoben, die Bauchmuskeln gespannt.

2. Jetzt hebst du schwungvoll Oberkörper und Beine an, die Hände berühren sich dabei hinter den Oberschenkeln.

CLAP PUSH-UP I – KNIE AUF DEM BODEN

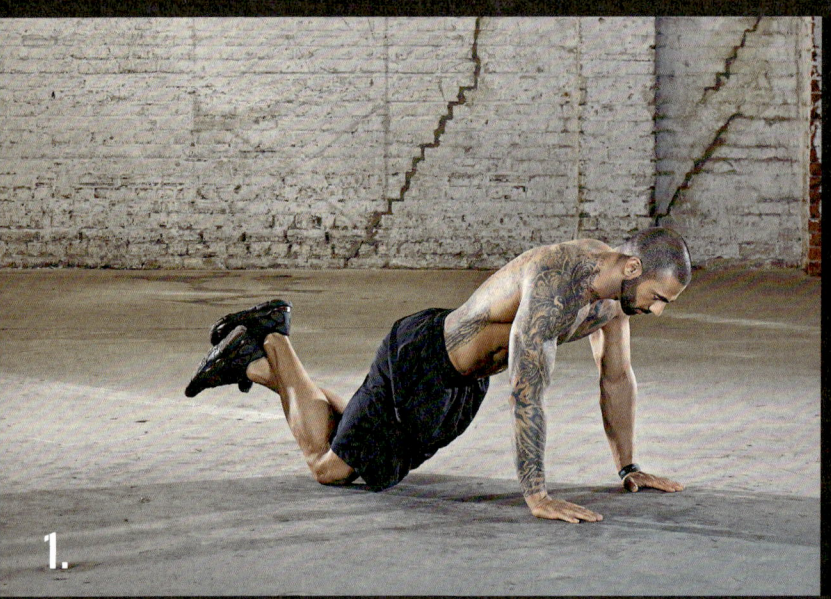

1.

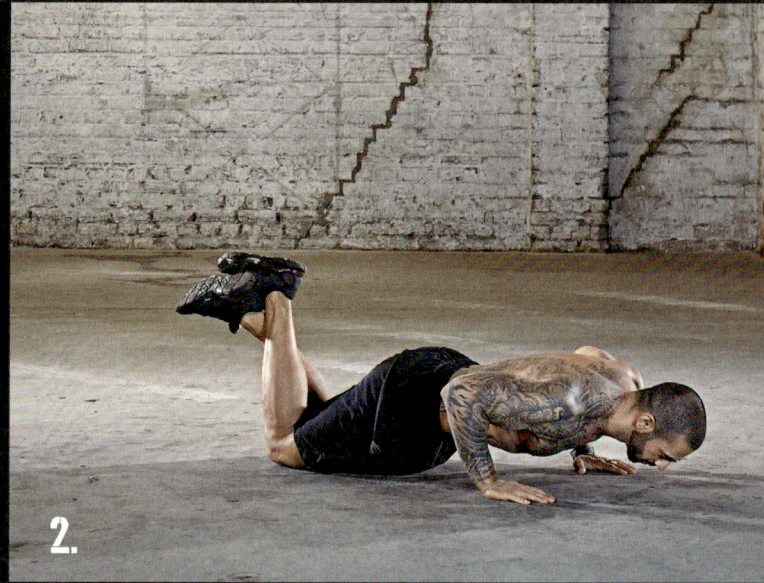

2.

1. Geh in den Liegestütz und setz deine Knie auf dem Boden auf. Die Unterschenkel sind gekreuzt, die Füße angehoben.

2. Beug die Arme und senk deinen Körper bis knapp über dem Boden ab.
Nacken, Rücken und Oberschenkel bilden eine gerade Linie.

3. Aus dieser Haltung drückst du dich schwungvoll so weit nach oben, dass du unter
dem Oberkörper in die Hände klatschen kannst.

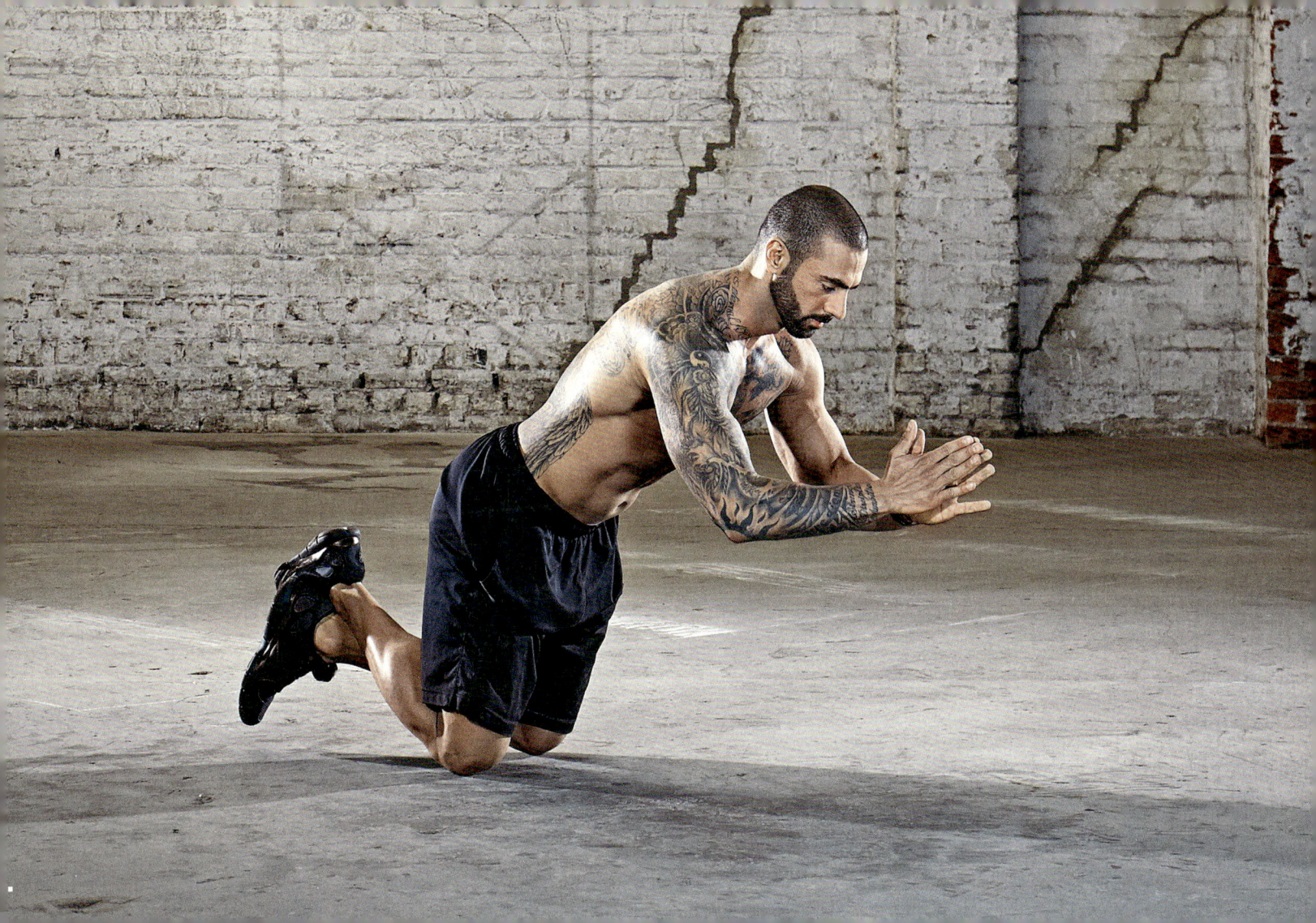

CLAP PUSH-UP II – KNIE ANGEHOBEN

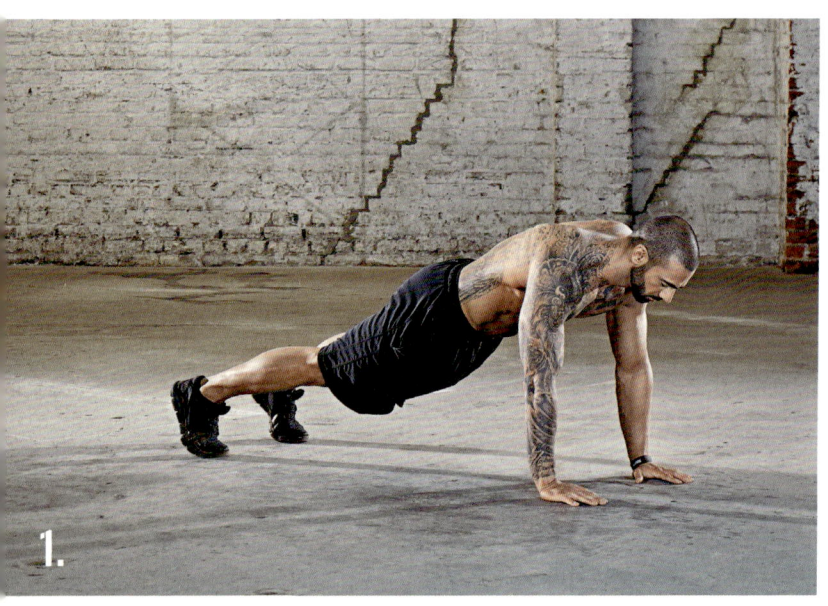

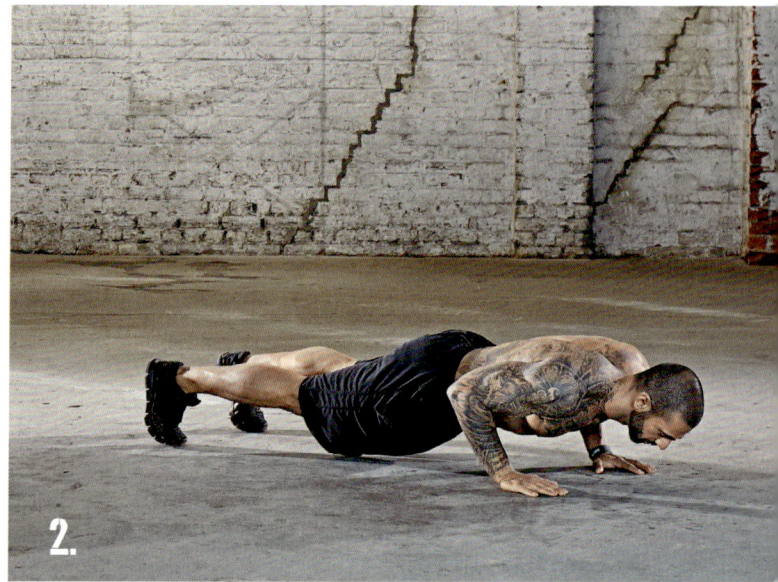

1. Geh in den Liegestütz.

2. Beug die Arme und senk deinen Körper bis knapp über dem Boden ab.
Nacken, Rücken und Beine bilden eine gerade Linie.

3. Aus dieser Haltung drückst du dich schwungvoll so weit nach oben,
dass du unter dem Oberkörper in die Hände klatschen kannst.

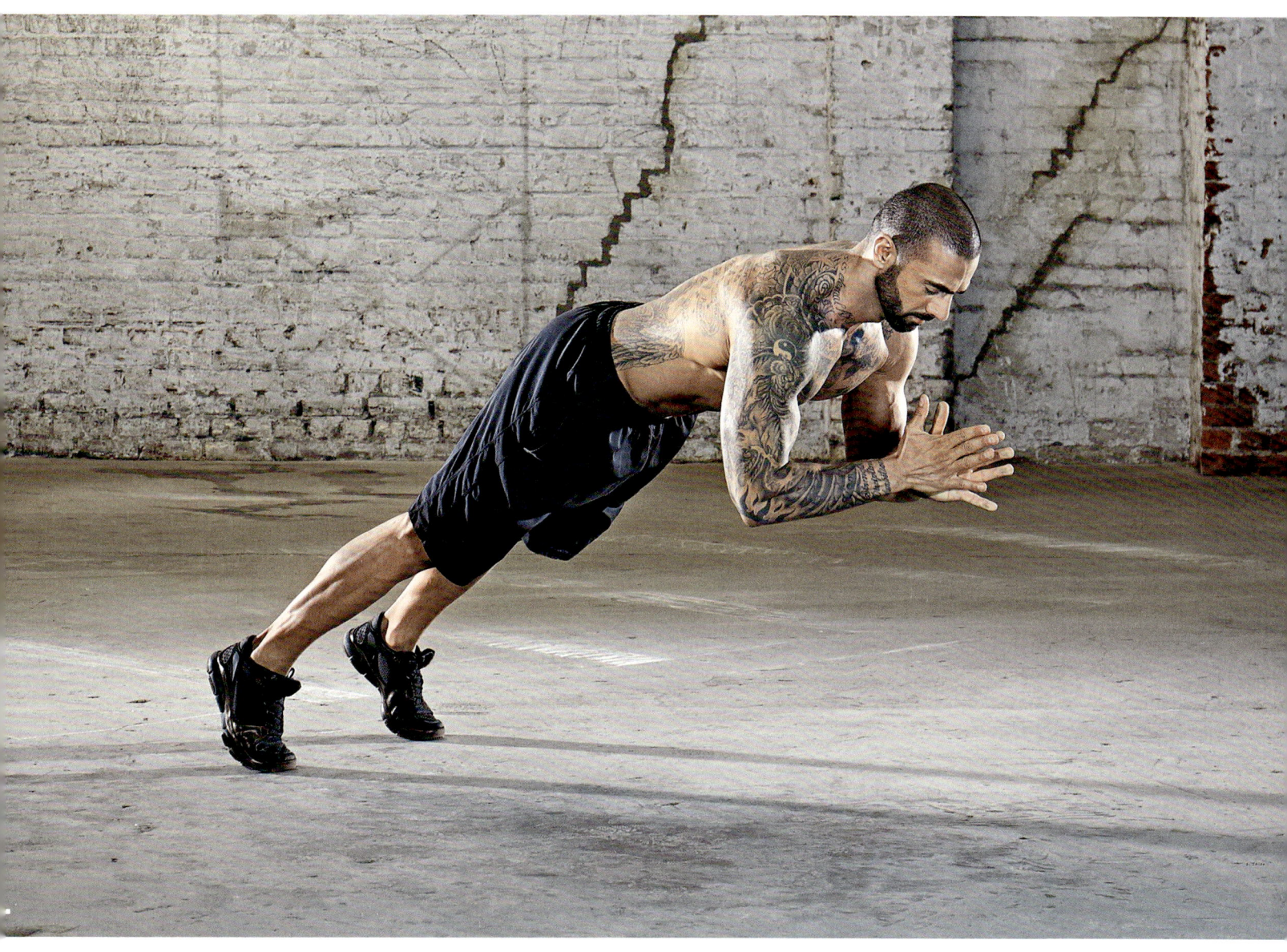

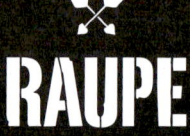

RAUPE

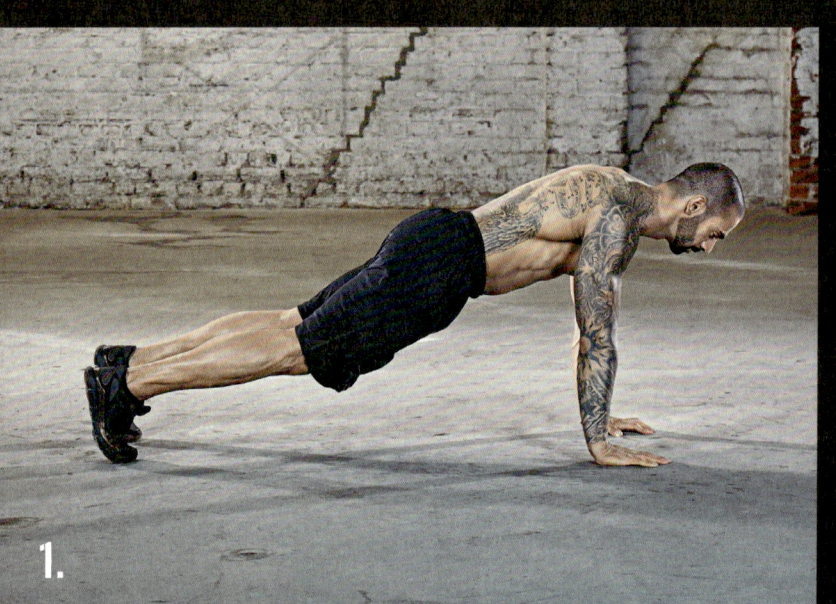

1.

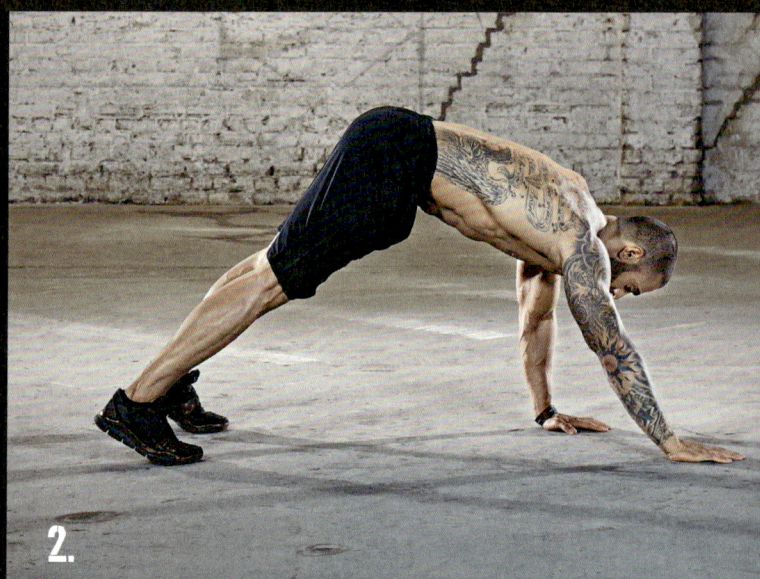

2.

1. Komm in den Liegestütz.
2. Jetzt wanderst du mit den Händen zu den Füßen, die Beine bleiben dabei gestreckt.
3. Geh nur so weit, wie du deine Hände immer noch flach auf dem Boden und
die Beine gestreckt halten kannst. Danach wanderst du mit den Händen wieder zurück.

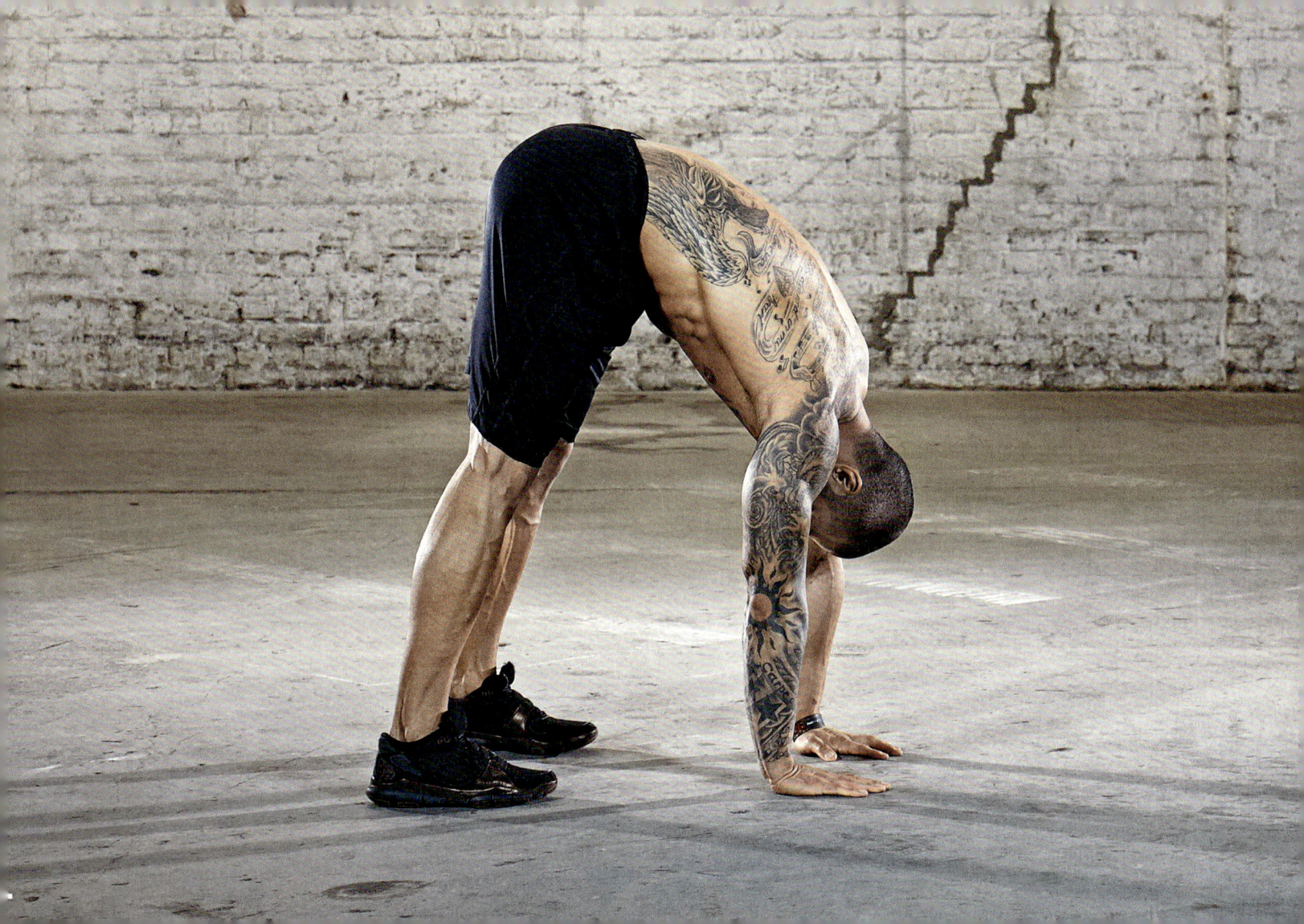

DIAGONALES ARM- UND BEIN-HEBEN

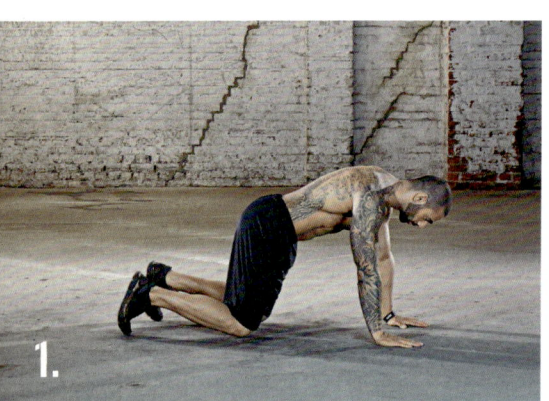
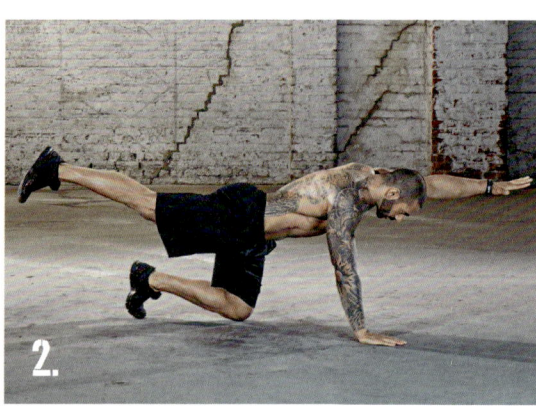
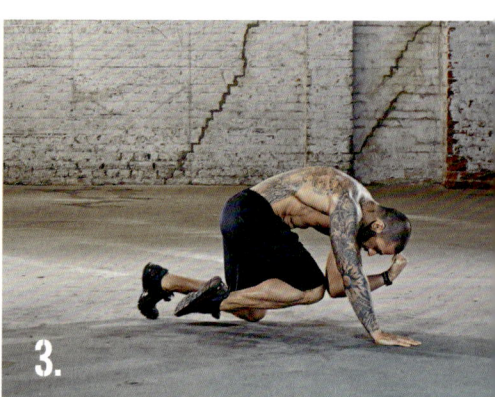

1. Geh in den Vierfüßlerstand.

2. Streck das rechte Bein nach hinten und den linken Arm nach vorn aus.

3. Dann ziehst du das Knie und den Ellenbogen so weit wie möglich unter deinem Oberkörper zusammen.
Mach dich ganz klein und spann die Bauchmuskeln an. Der Kopf geht auch mit in die Beuge.

PLANK BRIDGE

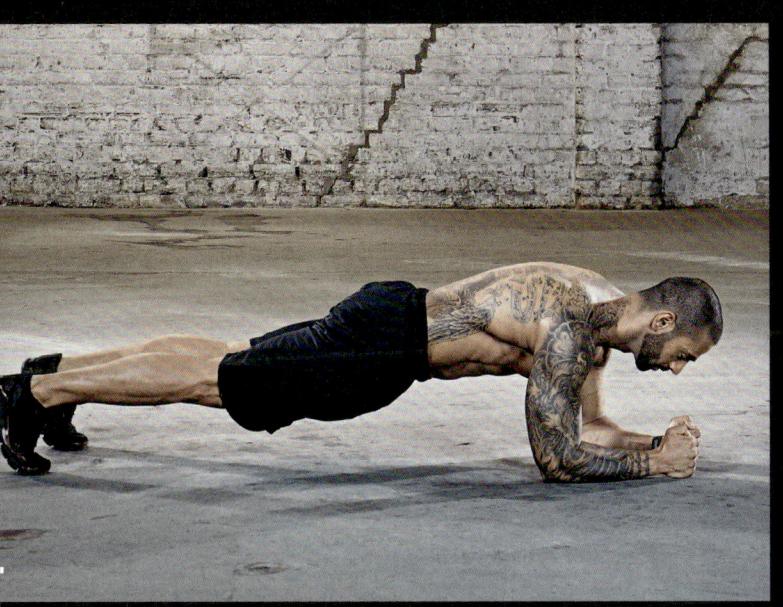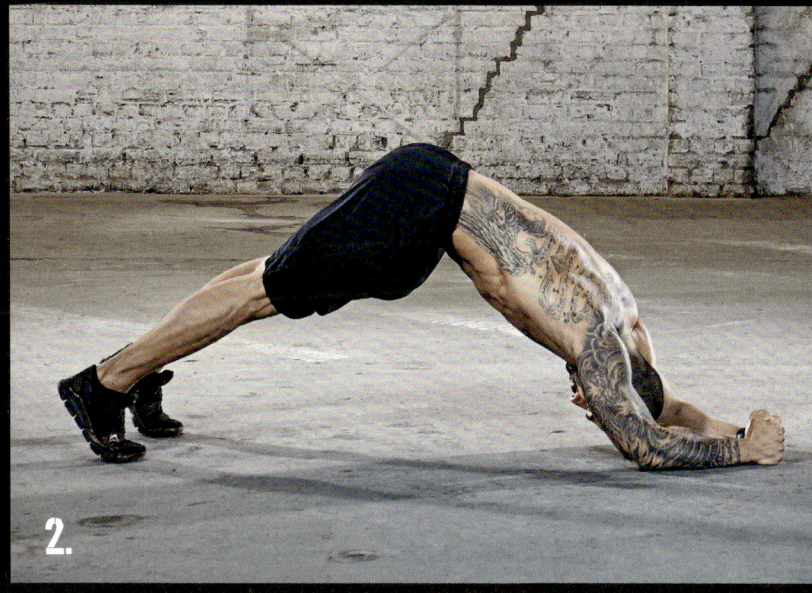

1. Geh in den Unterarmstütz. Bauch, Po und Beine sind angespannt, der Körper bildet eine gerade Linie.
2. Jetzt schiebst du aus dieser Haltung den Po so weit nach oben, bis Rücken und Oberarme eine gerade Linie bilden, der Kopf ist zwischen den Oberarmen. Die Beine sind duchgestreckt, die Unterarme bleiben auf dem Boden. Schieb deine Fersen so weit wie möglich in Richtung Boden.

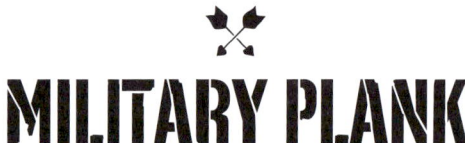

MILITARY PLANK

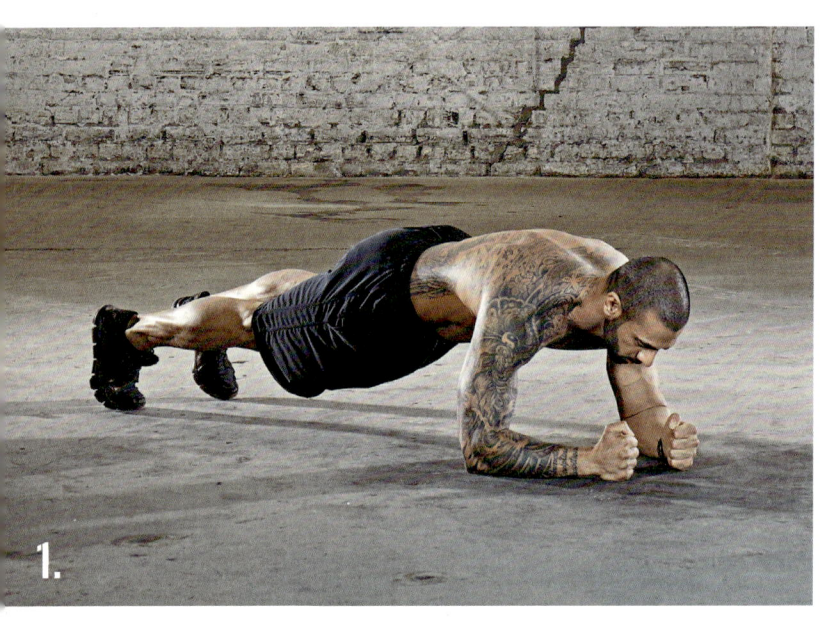

1.

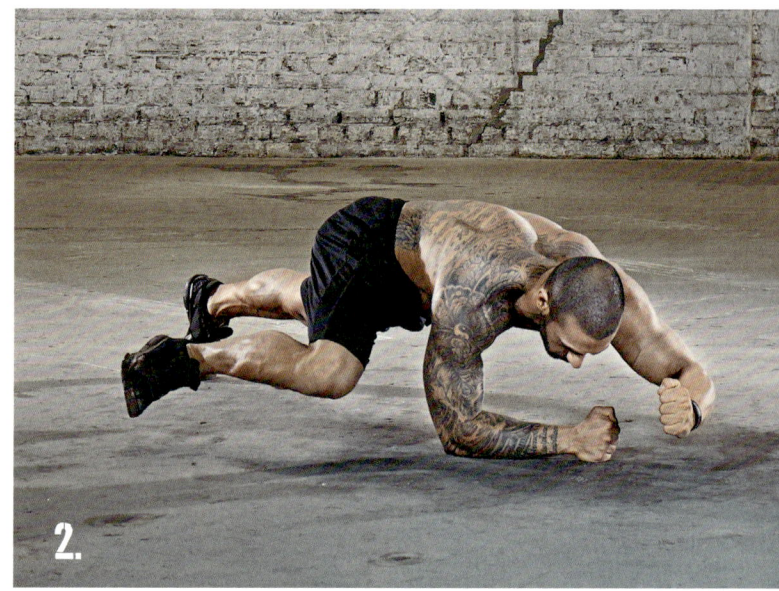

2.

1. Geh in den Ellenbogenstütz.

2. + 3. Jetzt krabbelst du aus dieser Haltung vorwärts, wobei immer rechtes Bein und linker Arm beziehungsweise linkes Bein und rechter Arm gleichzeitig nach vorn gehen. Der Oberkörper bleibt dabei flach und nur minimal über dem Boden. Beweg dich vier Schritte vor. Dann krabbelst du in derselben Haltung vier Schritte rückwärts.

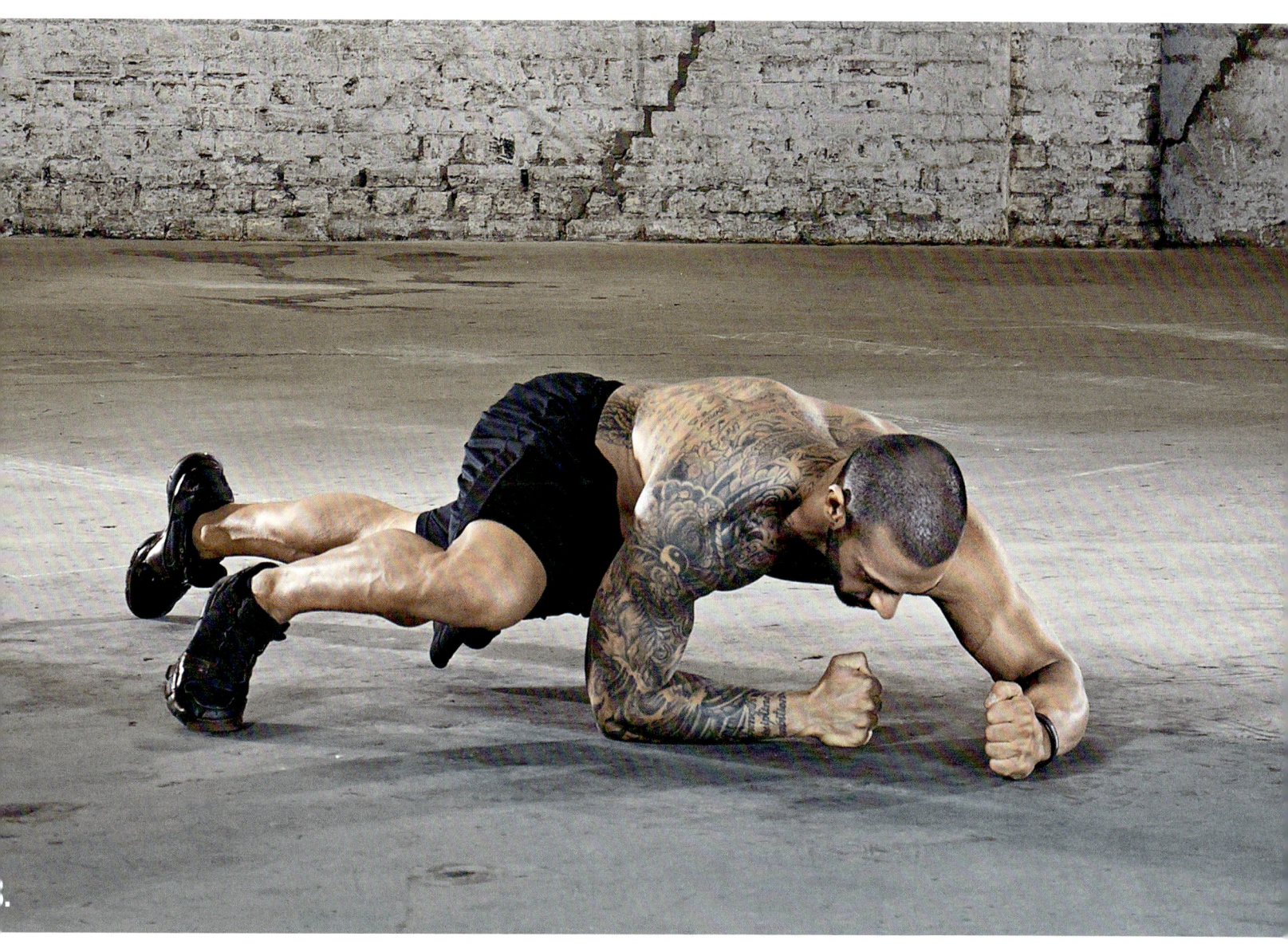

MILITARY SIDE PLANK

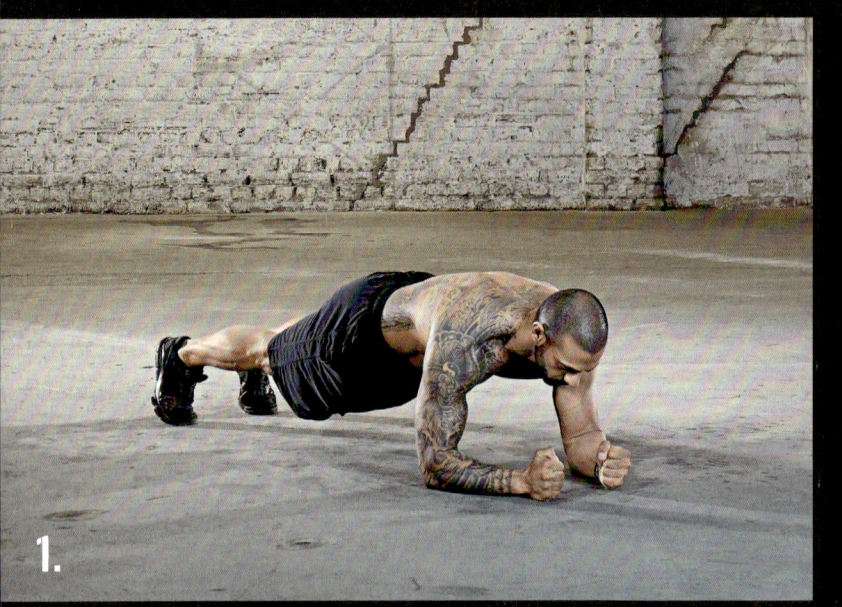

1.

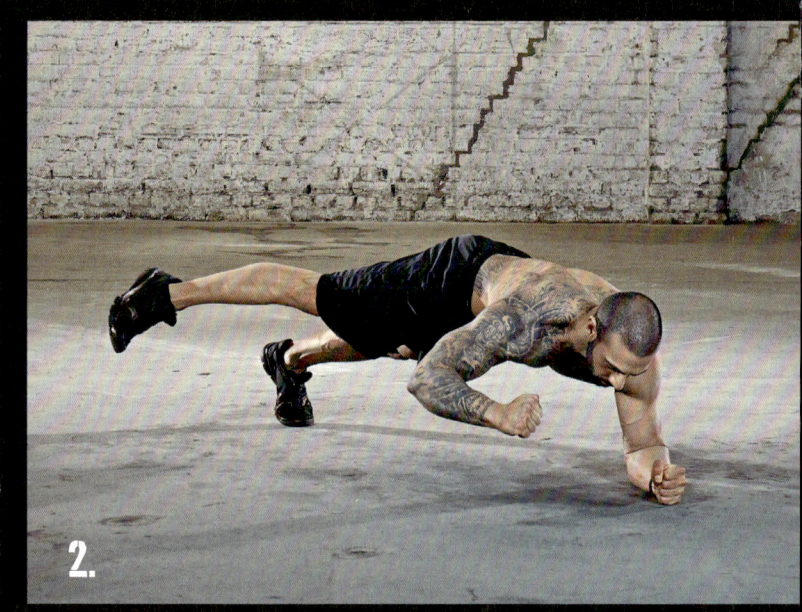

2.

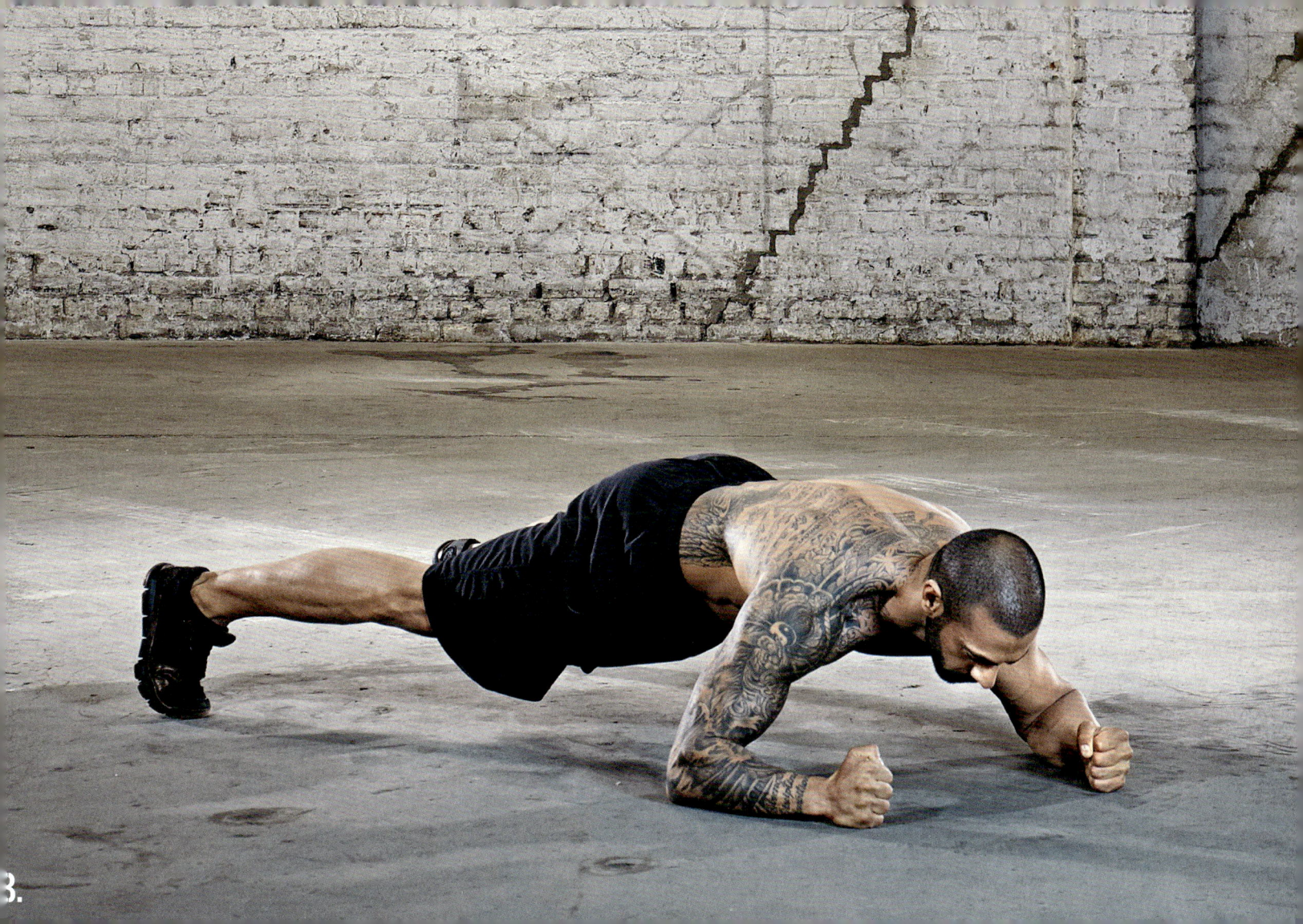

3.

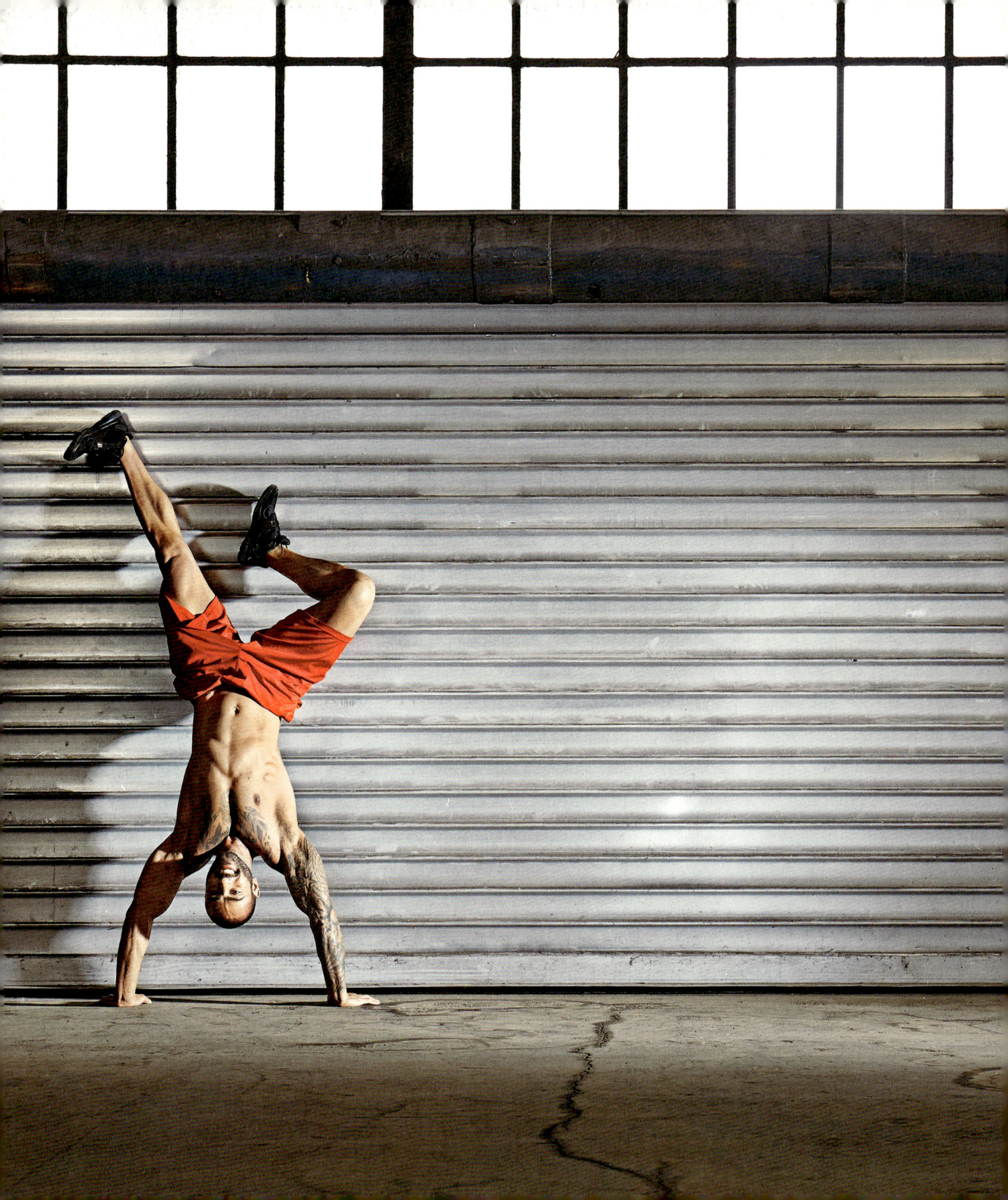

21 TAGE NO EXCUSES! – DAS PROGRAMM

Es ist so weit! Drei Wochen Mega-Power-Workout. Mit Weltneuheiten
aus Profifitness und selbst designten Übungen aus den Bereichen CrossFit,
American-Football-Fitness, Ginástica und Kampfsport. Meine Aufgabe:
die besten Übungen zusammenzustellen. Deine Aufgabe: mit deinem Ziel vor
Augen jede Übung gewissenhaft auszuführen. Denke jeden Tag vor dem
Training an dein Ziel, visualisiere dir den Körper, für den du ab jetzt hart arbeitest.
Wenn du dein Ziel siehst, kannst du es auch erreichen.

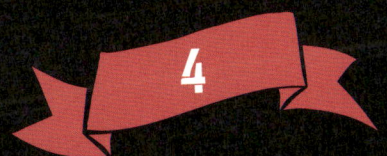

4

WARUM „NO EXCUSES!"?

NO EXCUSES! ist ein hochintensives Workout, das Kraft-, Beweglichkeits-, Ausdauer- und Explosivitätstraining kombiniert. Dabei wird vor allem auf den Core deines Körpers Wert gelegt.

Was gehört zum Trainingssystem?

Die Übungen, aber auch die Art und Weise, wie sie miteinander verbunden sind und ausgeführt werden, sind inspiriert von vier Sportdisziplinen. Dieses Quartett hat eines gemeinsam: Jede Sportart macht auf ihre Weise unglaublich fit! Mein System stellt also die Crème de la Crème des weltweiten Workout-Wissens dar. Zu den Disziplinen gehören:

CrossFit
Zwar besteht CrossFit auch aus Gewichtheben, ich setze jedoch auf die Eigengewichtsübungen und den Ansatz, an seine Grenzen zu gehen. Herzstück der amerikanischen Trainingsmethode ist das sogenannte Workout oft the Day (WOD). Hierbei werden gewisse Übungsfolgen in einer bestimmten Zeit oder Rundenanzahl absolviert. Dieser Wettbewerb mit sich selbst oder auch mit anderen Teams spornt dazu an, sein Durchhaltevermögen zu schulen.

American Football
In Amerika sind hohe Trainingsintensitäten schon bei den Kids keine Seltenheit, um sie in einer Sportart auf ein erfolgreiches Niveau zu bringen. Viele Amerikaner sind es also von früh an gewöhnt, enorme Leistungen zu vollbringen und schnell zu regenerieren. Für mich ist das ein guter Beleg, dass sich der Körper anpassen kann. Fitness ist eine Sache der Gewohnheit! Besonders angetan haben es mir die American-Football-Spieler. Ihr Workout zielt auf sechs Bereiche ab: Flexibilität, Kraft, Schnelligkeit, Koordination, Konzentration und Kraftausdauer.

Warum sind diese Fähigkeiten so wichtig? Ganz einfach: Je beweglicher du bist, desto mehr kannst du leisten. Zum Beispiel helfen dir flexible Beine, raumgreifend(er) zu laufen. Eine starke Brust beweist Durchsetzungsvermögen – Kraft zu trainieren kann also nie schaden. Zudem fällt es dir mit einem festen Rumpf und trainierten Schenkeln leichter, dein Ziel zu erreichen. Tempo ist gut, dabei eine kontrollierte Technik anwenden zu können, ist besser. Durch zügiges Ausweichen und Hakenschlagen schaffst du es auch, den Bus noch zu erreichen. Doch schnell und kräftig zu sein bringt dir nichts, wenn du ungeschickt bist. Auch die innere Fokussierung lässt sich trainieren, denn über eine lange Zeit ganz bei der Sache zu sein, fällt nicht jedem leicht. Zuletzt: die Kraftausdauer. Wer will schon zu früh aufgeben, weil ihm Beine und Arme zittern? Darum müssen es Muskeln gewöhnt sein, trotz Vorermüdung weiterhin 100 Prozent zu leisten.

Ginástica Natural
Ohne Pause aktiv: Bei Ginástica Natural reiht sich eine Kraft-, Atem- oder Dehnübung an die nächste, sodass ein konstanter Bewegungsfluss entsteht. Entwickelt von einem brasilianischen Physiotherapeuten, sollen die Bodenübungen durch hohe Körperspannung und Mobilisation der Gelenke vor allem Rückenschmerzen entgegenwirken.

Kampfsport

Unter den Begriff „Kampfsport" fallen im Allgemeinen alle Kampfstile, die ohne Waffen praktiziert werden. Bekannteste Beispiele sind Boxen, Karate oder Kung-Fu. Im Unterschied zu einer Kampfkunst gibt es beim Kampfsport Regeln, wie man den Gegner besiegen kann. Bei der Kampfkunst ist die Selbstverteidigung in echten Gefahrensituationen Prio eins. Die Grenzen sind jedoch teilweise fließend, beide setzen im Training auf eine Verbesserung der Kraft, der Beweglichkeit, des Tempos und der Selbstdisziplin.

Was ist besonders?

Die Einzigartigkeit des NO EXCUSES!-Programms ist die Art und Weise, wie ausgeklügelt die einzelnen Übungen miteinander verkettet sind. Mein Trainingsprogramm beinhaltet variierende Übungswiederholungen. Zum Beispiel das System 25/15/10: 1. Runde = 25 Wiederholungen, 2. Runde = 15 Wiederholungen, 3. Runde = 10 Wiederholungen. Oder 10 – 1: In der ersten Runde machst du alle Übungen zehnmal, in der zweiten Runde neunmal, in der dritten Runde achtmal und so weiter bis zur zehnten Runde, da machst du dann nur noch jeweils eine Wiederholung. Natürlich stoppst du dabei die Zeit, um später eine Referenz zu haben. Auf deinem Weg zum Ziel werden so die richtigen Muskelaufbaureize gesetzt, um deine körperliche Entwicklung bestmöglich voranzutreiben.

Die Workouts dauern nie länger als 45 Minuten. Somit eignet sich das Training auch besonders für die unter euch, deren Zeit eng bemessen ist und die trotzdem ein hohes Fitnessniveau anstreben.

Wie trainiere ich?

Das NO EXCUSES!-Programm ist sehr gut für ein Training an der frischen Luft geeignet. Trotzdem ist es genauso möglich, in den eigenen vier Wänden oder im Fitnessstudio zu trainieren. Das Praktische in diesem Trainingssystem ist der geringe Equipment-Aufwand. Alles, was du eventuell brauchst, ist eine Matte, falls du draußen trainierst. Zu Hause benötigst du nicht mal diese.

Wir trainieren im Workout-Modus auf Zeit. Die Leistung wird letzten Endes durch die Schnelligkeit bemessen, mit der du die Übungen in den vorgegebenen Runden und Wiederholungen absolvierst. Je schneller, desto besser. Die Schnelligkeit darf jedoch nicht auf Kosten einer sauberen Übungsausführung gehen. Durch die verschiedenen Eigengewichtsübungen in Kombination mit den Ernährungsvorgaben wird deine Fitness Stück für Stück aufs nächste Level gehoben. In der Aufwärmphase sind dynamische Mobilitätsübungen die perfekte Vorbereitung auf die aktiven Übungen im Hauptteil des Trainings. Sie fordern das Nervensystem, Muskeln, Sehnen und Gelenke. Am Ende dieses Trainingsplans wirst du geschmeidig, kraftvoll und schnell sein.

Bevor du loslegst, noch ein Tipp: Fotografiere dich mit freiem Oberkörper und einer (kurzen) Hose, die deine Proportionen gut erkennen lässt. Hänge dieses Foto an den Kühlschrank, Badezimmerspiegel oder deinen Computer – die Hauptsache ist, du hast es oft gut im Blick. Wiederhole dieses „Shooting" jede Woche. Du wirst sehen, wie schnell sich deutlich sichtbare Fortschritte abzeichnen.

TAG 1 & TAG 2

 Was wird trainiert?

WARM-UP
Jede Übung jeweils 2 Minuten ausführen.
W1. Marschieren auf der Stelle
W2. Jumping Jack

MOBILITÄT
Jede Übung jeweils 2 Minuten ausführen.
M1. Hüftsenken mit Arm-Heben
M2. Ausfallschritt mit Oberkörperrotation II

HAUPTTRAINING
System = 10 bis 1

Du hast 3 Übungen und 10 Runden. In Runde 1 absolvierst du alle 3 Übungen 10-mal. Ohne Pause gehst du in die Runde 2 und absolvierst alle Übungen nur noch 9-mal. Wieder ohne Pause gehst du in die nächste Runde, jetzt absolvierst du alle Übungen nur noch 8-mal. In jeder Runde verringerst du die Wiederholungszahl, bis du die letzte, also die 10. Runde, erreicht hast. Hier absolvierst du alle Übungen nur noch 1-mal. Stoppe deine Zeit und verbessere dich von Tag 1 zu Tag 2.

H1. Walking Squat Kick
H2. Explosive Sit-up
H3. Superman Push-over

COOL-DOWN
Jede Übung jeweils 1 Minute ausführen.
C1. Single Leg Lateral Lunge
C2. Ausfallschritt mit Oberkörperrotation I

„Der Unterschied zwischen dem, der du bist, und dem,
der du sein möchtest, ist das, was du tust."

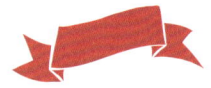

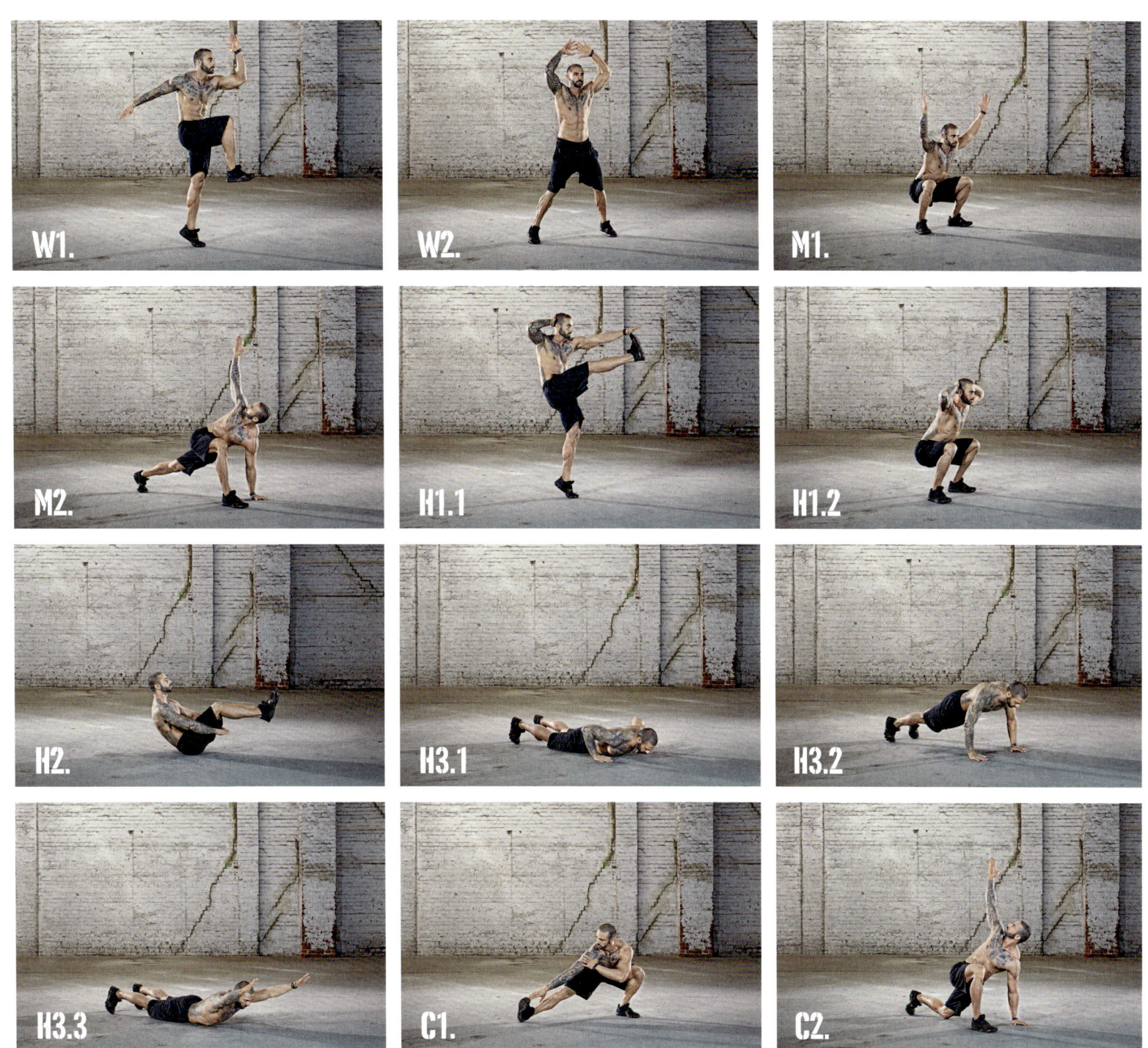

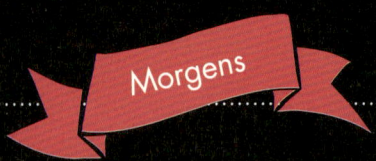

POWERJUICE

Zutaten
3 Salatgurken ◦ 1 Zitrone
½ EL Macapulver ◦ 1 EL Weizengraspulver
½ TL Matchapulver ◦ 1TL Acaipulver

Zubereitung
Gurken waschen, putzen und in Stücke schneiden.
Zitrone schälen, zusammen mit den Gurken in den
Entsafter geben. Superfoods in den Saft einrühren.

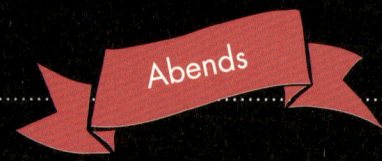

GEMÜSESTICKS
mit Avocadocreme

Zutaten
1 Avocado ◦ 2 Knoblauchzehen
Salz ◦ Pfeffer, weiß und frisch gemahlen
150 g Magerquark ◦ etwas Wasser
1 EL Zitronensaft ◦ Cayennepfeffer
rohes Gemüse nach Belieben

Zubereitung
Das Fleisch aus der Avocado herauslösen und mit
einer Gabel gut zerdrücken. Die Knoblauchzehen
abziehen und zusammen mit etwas Salz und dem
weißen Pfeffer mit einem Messer zerdrücken.
Avocado und Knoblauch vermengen, Quark und
Wasser dazugeben und gut verrühren. Zum Schluss
mit Zitronensaft, Cayenne-Pfeffer und Salz abschmecken.
Dazu Gemüsestücks nach Belieben servieren.

Tipp
Die Creme sollte vor dem Verzehr mindestens
eine Stunde im Kühlschrank ruhen.

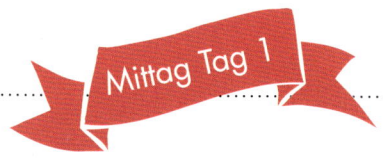

Mittag Tag 1

THUNFISCHFRIKADELLEN

Zutaten
1 Dose Thunfisch in Wasser
1 mittlere Zwiebel ∘ 1 Chilischote
2 EL geriebener Käse, fettarm ∘ 2 EL Haferflocken
2 Eiklar ∘ Salz ∘ Cayennepfeffer
2 EL Kokosöl

Zubereitung
Thunfisch abtropfen lassen. Zwiebel abziehen und fein hacken. Chilischote waschen, Kerne entfernen und ebenfalls klein hacken. Zusammen mit Käse, Haferflocken und Eiklar in eine Schüssel geben und gut vermengen. Mit Salz und Pfeffer abschmecken. Kokosöl in einer beschichteten Pfanne erhitzen. Aus der Masse 2 bis 3 Burger formen, in die Pfanne geben und von beiden Seiten jeweils etwa 2 bis 3 Minuten lang braten. Dazu Salat oder Gemüse deiner Wahl servieren.

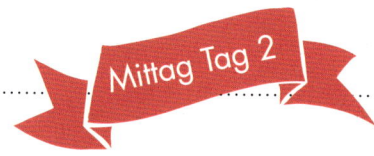

Mittag Tag 2

LACHSFILET
mit Ei-Brokkoli-Muffin und Tomatensalat

Zutaten
200 g Lachs ∘ Salz ∘ Pfeffer ∘ 4 EL Kokosöl
2 Tomaten ∘ 2 EL Olivenöl ∘ 100 g Brokkoli ∘ 4 Eier

Zubereitung
Das Lachsfilet kalt abspülen und trocken tupfen, salzen und pfeffern. 2 Esslöffel Kokosöl in einer beschichteten Pfanne erhitzen und den Lachs darin von jeder Seite etwa 2 Minuten anbraten. Die Tomaten waschen, putzen und klein schneiden, mit Olivenöl beträufeln und ebenfalls salzen und pfeffern. Den Backofen auf 200 °C vorheizen. Brokkoli waschen, putzen und in etwa gleich große Röschen teilen. Die Förmchen eines Muffinblechs dünn mit dem restlichen Kokosöl ausstreichen. Die Eier in die Muffinförmchen schlagen (ein Ei pro Förmchen) und den Brokkoli dazugeben, salzen und pfeffern. Im Ofen für 15 Minuten backen.

Tipp
Zu den Eiern können unzählige Zutaten kombiniert werden: Tomaten, Hühnchen, Käse, Paprika …

WARM-UP

Jede Übung jeweils 2 Minuten ausführen.
W1. Marschieren auf der Stelle
W2. Diagonales Arm- und Bein-Heben
W3. Walking Kick aus dem Stand

MOBILITÄT

Jede Übung jeweils 2 Minuten ausführen.
M1. Hüftsenken mit Arm-Heben
M2. Ausfallschritt mit Oberkörperrotation II

HAUPTTRAINING

Core-Training

Jede Übung wird in 4 Sätzen wiederholt. Das heißt, du machst Übung 1 insgesamt 4-mal, zwischen jedem Satz 20 Sekunden Pause, dann gehst du über zur nächsten Übung. Notiere dir, wie viele Wiederholungen du pro Übung in der jeweiligen Zeit geschafft hast, und erhöhe die Anzahl in jedem folgenden Core-Training.

H1. Military Plank – 30 oder 60 Sekunden*
H2. Schräger V-Sit-up – 30 oder 60 Sekunden pro Seite*
H3. Seitstütz mit Fuß-Berühren – 30 oder 60 Sekunden pro Seite*
H4. Russian Twist – 30 oder 60 Sekunden*
H5. Military Side Plank – 30 oder 60 Sekunden*
*Entscheide dich je nach Trainingslevel vorab für eine Zeit.

COOL-DOWN

Jede Übung jeweils 1 Minute ausführen.
C1. Single Leg Lateral Lunge
C2. Ausfallschritt mit Oberkörperrotation I

„Du wirst nie herausfinden, was du kannst,
wenn du es nicht versuchst."

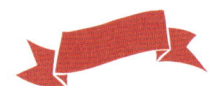

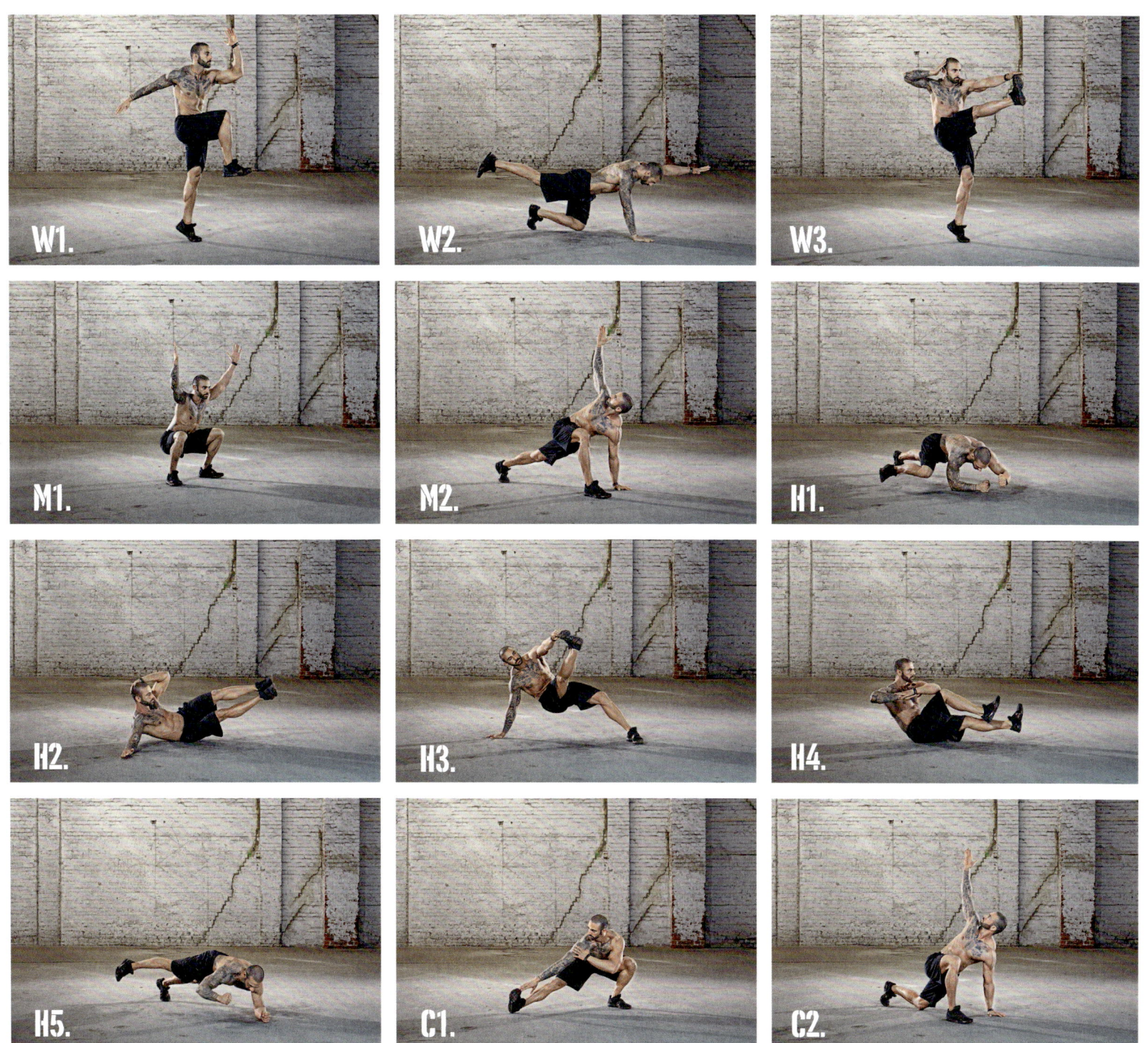

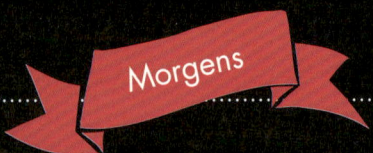

MANGO-MARACUJA-PROTEIN-SHAKE

Zutaten
1 Mango ° 1 Maracuja
200 g Magerquark ° 100 ml Wasser

Zubereitung
Die Mango schälen, das Fruchtfleisch in Würfel schneiden und in die Tiefkühltruhe legen, bis es gefroren ist. Die Maracuja auslöffeln, zusammen mit den gefrorenen Mangowürfeln, dem Magerquark und dem Wasser in den Mixer geben und pürieren.

Tipp
Es müssen übrigens nicht Mango und Maracuja sein, du kannst die Früchte beliebig wählen!

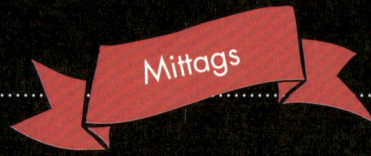

MINI-ZUCCHINI-PIZZA

Zutaten
1 Zucchini ° 5 EL Tomatenmark, ungezuckert
1 Dose Thunfisch in Wasser, Sucuk* oder Putenschinken, gewürfelt (Belag nach deinem Geschmack)
Parmesan, gerieben

Zubereitung
Ofen auf 170 °C vorwärmen. Zucchini waschen, putzen und längs in gleichmäßige Scheiben schneiden. Auf ein Blech mit Backpapier legen, mit Tomatenmark bestreichen und den Thunfisch oder die Wurst daraufgeben, mit Parmesan bestreuen. Anschließend circa 15 bis 20 Minuten im Ofen überbacken.

*Sucuk ist eine deftige Rohwurst nach arabischem Rezept aus Rind- oder Kalb- und Lammfleisch.

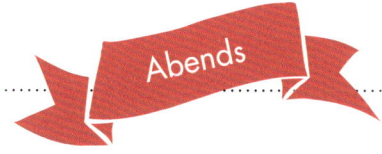
Abends

BROKKOLI-OMELETTE
mit Schnittlauchquark

Zutaten
½ Brokkoli ○ 3 Eier ○ 40 ml Milch
Salz ○ Pfeffer ○ 1 Bund Schnittlauch
100 g Magerquark ○ 2 EL Kokosöl

Zubereitung
Brokkoli waschen, putzen und in etwa gleich große Röschen teilen. In einen Topf mit Wasser geben und kochen, bis das Gemüse bissfest ist. Dann abgießen. Die Eier aufschlagen, in einer Schüssel mit der Hälfte der Milch verrühren, salzen und pfeffern. Anschließend die Brokkoliröschen unterrühren. Den Schnittlauch waschen, trocken tupfen und klein hacken, mit der restlichen Milch sowie dem Quark verrühren. Mit Salz und Pfeffer abschmecken. Das Kokosöl in einer beschichteten Pfanne erhitzen. Die Ei-Brokkoli-Masse hineingeben und wie einen Pfannkuchen von beiden Seiten leicht anbräunen. Zusammen mit dem Schnittlauchquark servieren.

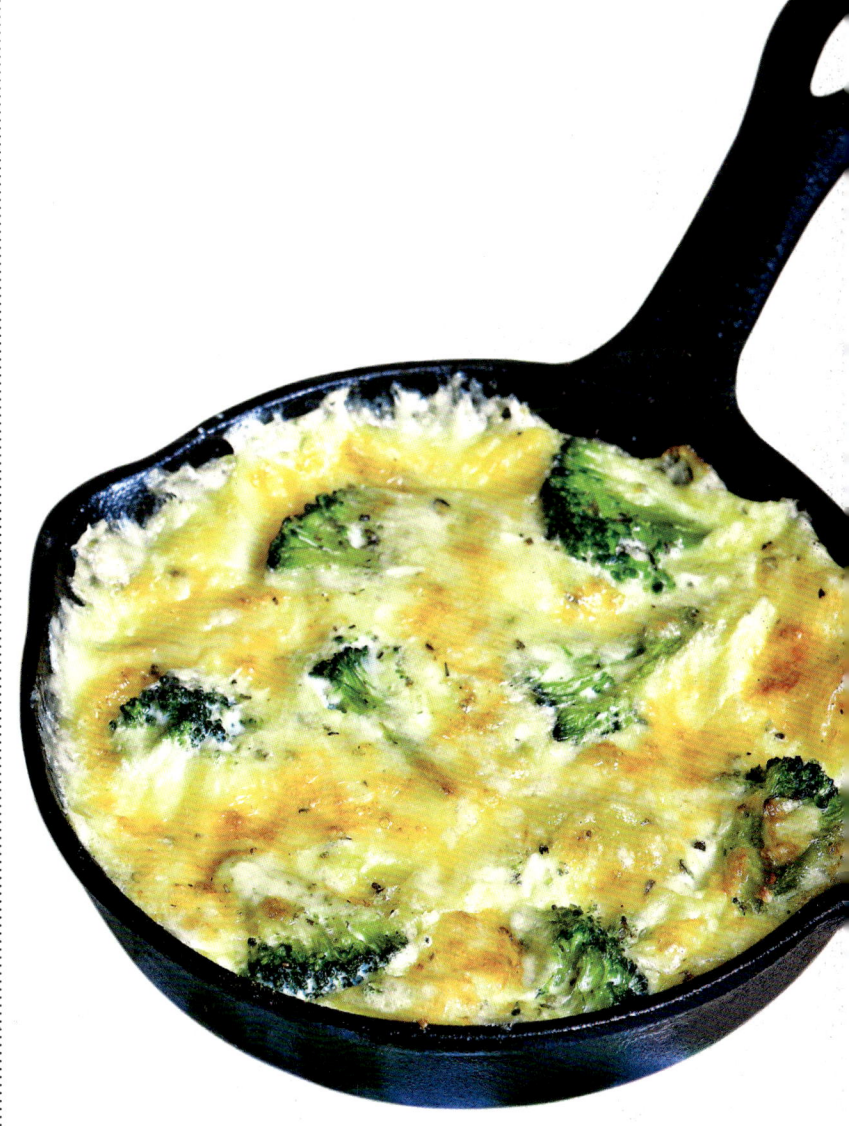

TAG 4 & TAG 5

 Was wird trainiert?

WARM-UP
Jede Übung jeweils 2 Minuten ausführen.
W1. Marschieren auf der Stelle
W2. Jumping Jack

MOBILITÄT
Jede Übung jeweils 2 Minuten ausführen.
M1. Hüftsenken mit Arm-Heben
M2. Ausfallschritt mit Oberkörperrotation II

HAUPTTRAINING
System = 25/15/10

Es gibt 3 Übungen à 3 Runden. In Runde 1 absolvierst du alle 3 Übungen 25-mal. Ohne Pause gehst du in Runde 2 über und absolvierst alle Übungen nur noch 15-mal. Wieder ohne Pause geht es in die nächste Runde, jetzt wiederholst du die Übungen je 10-mal. Stoppe deine Zeit und verbessere dich von Tag 4 zu Tag 5!

H1. Half Burpee
H2. Back Changer
H3. Athletic Sumo Squat

COOL-DOWN
Jede Übung jeweils 1 Minute ausführen.
C1. Single Leg Lateral Lunge
C2. Ausfallschritt mit Oberkörperrotation I

„Die Zweifler um dich herum hassen dich nicht wirklich –
sie hassen vielmehr sich selbst, weil du eine Reflexion dessen bist,
was sie gern wären."

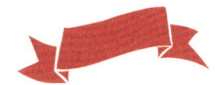

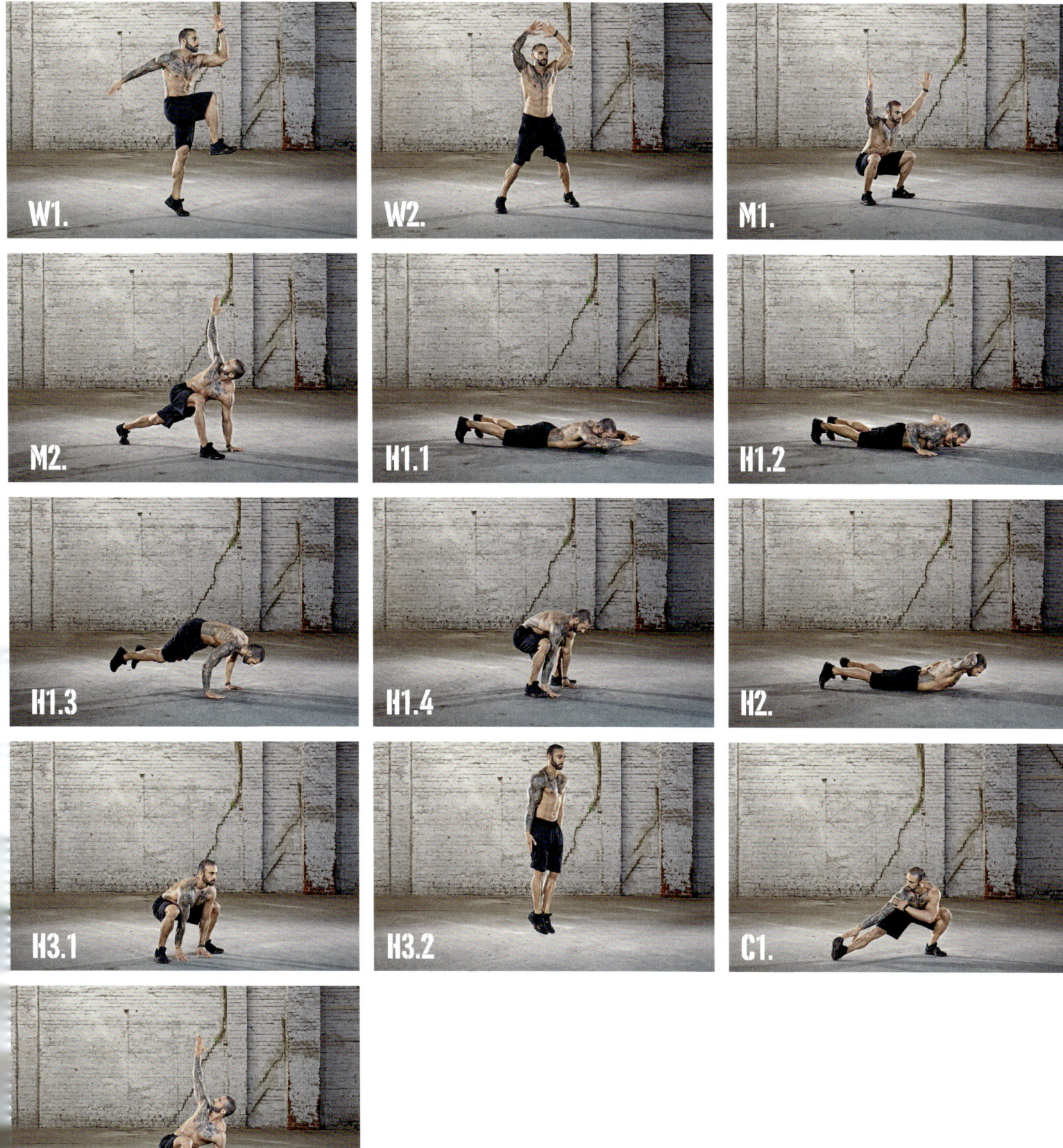

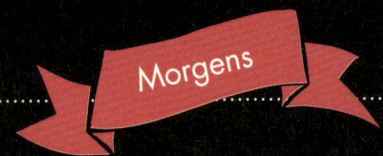

MACA-OMELETTE
mit Tomatensalat

Zutaten
2 Tomaten ∘ Salz ∘ Pfeffer ∘ 2 EL Olivenöl ∘ 3 Eier
1 EL Macapulver ∘ 2 EL Kokosöl

Zubereitung
Die Tomaten waschen, putzen und würfeln.
Mit Salz und Pfeffer würzen und mit Olivenöl beträufeln.
Die Eier in eine Schüssel schlagen, das Macapulver
hinzugeben, salzen, pfeffern und gut verrühren.
Kokosöl in einer beschichteten Pfanne erhitzen,
die Eimasse hineingeben und von beiden Seiten wie
einen Pfannkuchen leicht anbräunen. Zusammen
mit den Tomaten servieren.

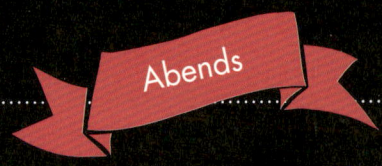

ROSMARINHÄHNCHEN
mit Tomaten-Avocado-Salat und Joghurt

Zutaten
4 große Tomaten ∘ 1 Avocado ∘ 1 Zwiebel
2 EL Olivenöl ∘ Salz ∘ Pfeffer ∘ 1 Knoblauchzehe
250 g Naturjoghurt, geringste Fettstufe
1 Zweig Rosmarin ∘ 200 g Hähnchenbrustfilet
Cayennepfeffer ∘ 2 EL Kokosöl

Zubereitung
Die Tomaten waschen, putzen und würfeln. Das Fleisch
aus der Avocado herauslösen und klein schneiden.
Die Zwiebel abziehen und fein würfeln. Gemeinsam
in eine Schale geben und mit etwas Olivenöl, Salz
und Pfeffer würzen. Den Knoblauch abziehen, fein
würfeln und zusammen mit dem Joghurt in eine kleine
Schale geben, mit Salz und Pfeffer abschmecken.
Rosmarin waschen, trocken schütteln, die Nadeln
abzupfen und klein hacken. Die Hähnchenbrustfilets kalt
abspülen, trocken tupfen, mit Salz, Cayennepfeffer und
Rosmarin einreiben, in Würfel schneiden. Kokosöl in
einer beschichteten Pfanne erhitzen und die Hähnchen-
würfel knusprig braun anbraten, zusammen mit dem
Dip und dem Salat anrichten.

HONIGHÄHNCHEN
mit Ofengemüse

Zutaten
1 EL Honig ∘ 1 EL mittelscharfer Senf
½ TL Tomatenmark, ungezuckert
½ TL edelsüßes Paprikapulver ∘ ½ TL Chilipulver
Salz ∘ Pfeffer ∘ 2 Hähnchenkeulen oder -brüste
300 g Gemüse deiner Wahl, etwa Brokkoli, Karotten
oder Kohlrabi ∘ 2 EL Olivenöl

Zubereitung
Für die Marinade Honig, Senf und Tomatenmark
verrühren. Paprika- und Chilipulver hinzugeben, mit
Salz und Pfeffer abschmecken. Hähnchenfleisch kalt
abspülen, trocken tupfen und mit der Marinade bestreichen, dann 2 Stunden im Kühlschrank ruhen lassen.
In der Zwischenzeit das Gemüse waschen, putzen
oder schälen. Den Ofen auf 160 °C vorheizen, das
Hähnchenfleisch in eine feuerfeste Form geben und
circa 1 Stunde lang im Ofen braten, bis das Fleisch
gut gegart ist. Nach knapp 20 Minuten einmal wenden.
Nach 40 Minuten das Gemüse dazugeben, mit etwas
Olivenöl beträufeln und mitbraten.

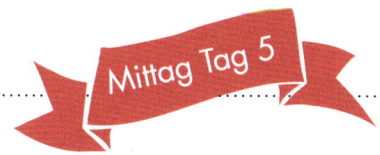

WILDLACHSFILET
mit Brokkoli und Hanfsamen

Zutaten
1 Handvoll Brokkoli ∘ 200 g Wildlachsfilet ∘ Salz
Pfeffer ∘ 2 EL Kokosöl ∘ 1 EL Hanfsamen, geschält

Zubereitung
Brokkoli waschen, putzen und in gleich große
Röschen zerteilen. Den Wildlachs kalt abspülen
und trocken tupfen, salzen und pfeffern. Das
Kokosöl in einer beschichteten Pfanne erhitzen,
den Lachs darin von jeder Seite circa 2 Minuten
anbraten. Lachs entnehmen und dafür den Brokkoli
und die Hanfsamen in die Pfanne geben, circa
½ bis 1 Minute lang anbraten. Zusammen mit
dem Lachs anrichten.

TAG 6

 Was wird trainiert?

WARM-UP
Jede Übung jeweils 2 Minuten ausführen.
W1. Marschieren auf der Stelle
W2. Diagonales Arm- und Bein-Heben
W3. Walking Kick aus dem Stand

MOBILITÄT
Jede Übung jeweils 2 Minuten ausführen.
M1. Hüftsenken mit Arm-Heben
M2. Ausfallschritt mit Oberkörperrotation II

HAUPTTRAINING
Core-Training
Jede Übung wird in 4 Sätzen wiederholt. Das heißt, du machst Übung 1 insgesamt 4-mal, zwischen jedem Satz 20 Sekunden Pause, dann gehst du über zur nächsten Übung und verfährst genauso. Notiere dir, wie viele Wiederholungen du pro Übung in der jeweiligen Zeit geschafft hast, und erhöhe die Anzahl in jedem folgenden Core-Training.

H1. Military Plank – 30 oder 60 Sekunden*
H2. Schräger V-Sit-up – 30 oder 60 Sekunden pro Seite*
H3. Seitstütz mit Fuß-Berühren – 30 oder 60 Sekunden pro Seite*
H4. Russian Twist – 30 oder 60 Sekunden*
H5. Military Side Plank – 30 oder 60 Sekunden*
*Entscheide dich je nach Trainingslevel vorab für eine Zeit.

COOL-DOWN
Jede Übung jeweils 1 Minute ausführen.
C1. Single Leg Lateral Lunge
C2. Ausfallschritt mit Oberkörperrotation I

„Bevor du aufgibst, erinnere dich daran, warum du angefangen hast."

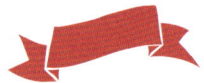

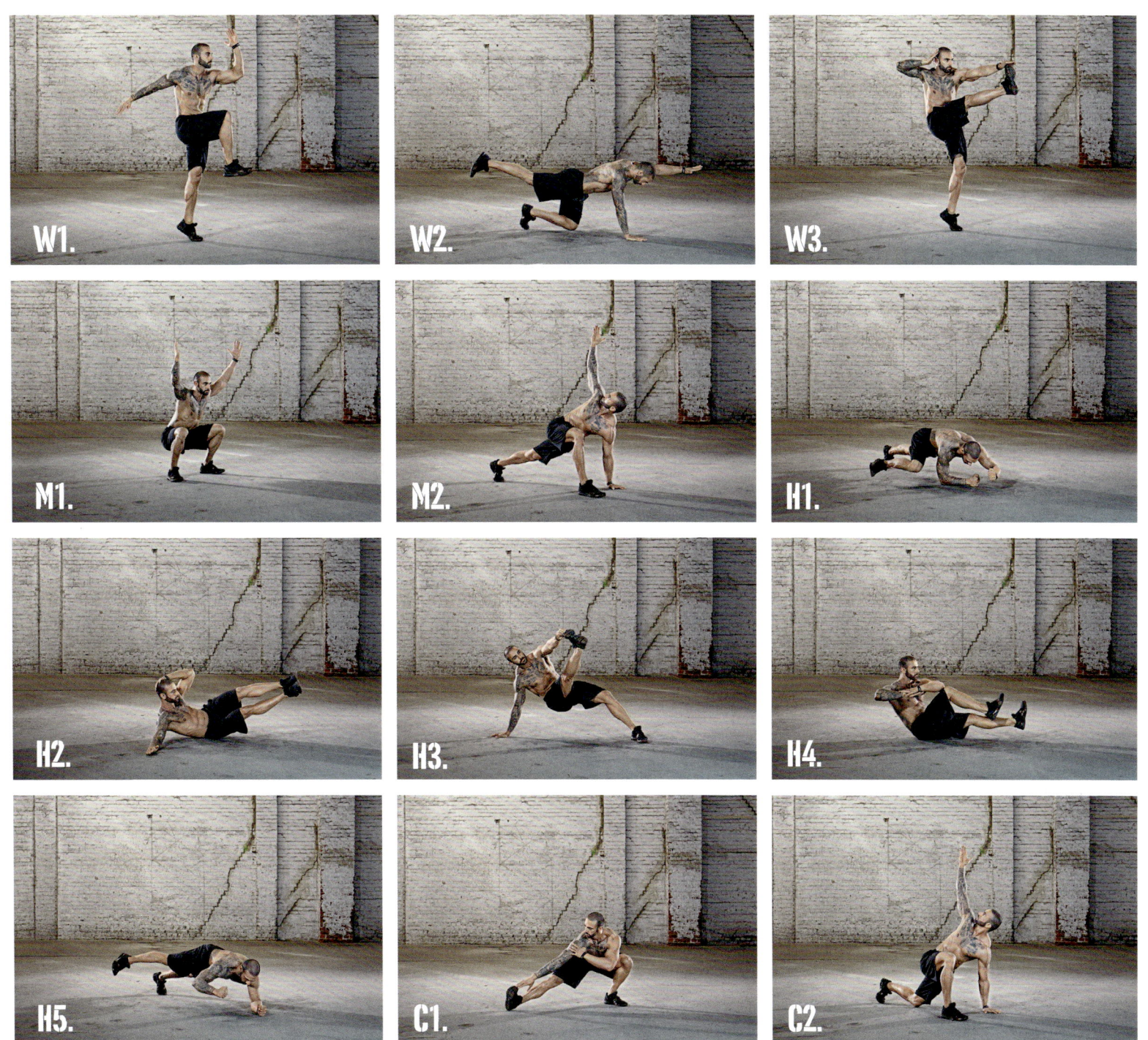

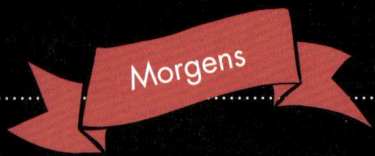

Morgens

BLAUBEER-HONIG-NUSS-JOGHURT

Zutaten
40 g Nüsse nach Belieben ∘ 1 EL Honig
300 g fettarmer Joghurt ∘ 150 g Blaubeeren

Zubereitung
Die Nüsse in einer beschichteten Pfanne anrösten,
bis sie leicht angebräunt sind. Die Pfanne vom
Herd nehmen und den Honig unter die Nüsse
rühren. Nun den Joghurt in ein Glas füllen.
Die Blaubeeren waschen, trocken tupfen und als
zweite Schicht oben auf den Joghurt ins Glas geben.
Zum Schluss die Honignüsse auf
den Blaubeeren verteilen.

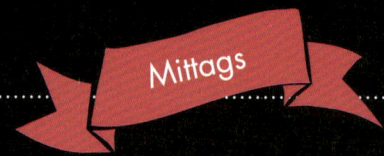

Mittags

THUNFISCHSTEAK
mit Sesam und Artischocke

Zutaten
1 Tomate ∘ Salz ∘ Pfeffer ∘ 3 EL Olivenöl ∘ 1 Artischocke
1 EL Zitronenöl ∘ 150–200 g Thunfischsteak
2–3 EL Sesam ∘ 2 EL Kokosöl

Zubereitung
Die Tomate waschen, putzen und würfeln.
Mit Salz, Pfeffer und 1 Esslöffel Olivenöl würzen.
Die Artischocke waschen, Blattspitzen, harte Blätter
und Stiel abschneiden. In einem Topf Salzwasser zum
Kochen bringen, die Artischocke darin circa 20 Minuten
köcheln lassen, herausnehmen mit dem restlichen Oliven-
und dem Zitronenöl beträufeln. Den Thunfisch kalt
abspülen und trocken tupfen. Den Sesam auf einen
flachen Teller geben und das Thunfischsteak mit beiden
Seiten fest hineindrücken, bis es ganz mit Sesam bedeckt
ist. Kokosöl in einer beschichteten Pfanne erhitzen,
das Thunfischsteak darin scharf anbraten, sodass es
innen noch roh ist. Sofort mit der Artischocke und
der Tomatenbeilage anrichten.

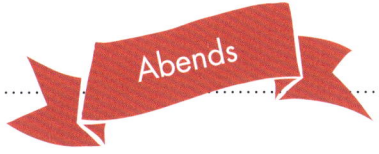

Abends

GARNELENSALAT

Zutaten
80–100 g Rucolasalat ∘ 2 große Tomaten
3 EL Olivenöl ∘ 1 TL Zitronensaft ∘ Salz ∘ Pfeffer
6 Riesengarnelen ∘ 1 Knoblauchzehe ∘ 2 EL Kokosöl

Zubereitung
Den Rucola waschen, vorsichtig trocken schleudern
und in eine Salatschüssel geben. Die Tomaten waschen,
putzen, vierteln und auf dem Salat verteilen.
Olivenöl und Zitronensaft mischen, mit Salz und
Pfeffer abschmecken und mit dem Salat vermengen.
Die Garnelen aus der Schale lösen, waschen,
trocken tupfen und längs einschneiden, dabei
den Darmfaden entfernen. Den Knoblauch
abziehen und fein würfeln. Das Kokosöl in einer
beschichteten Pfanne erhitzen, den Knoblauch
darin andünsten, die Garnelen dazugeben und
circa 4 bis 5 Minuten anbraten, bis sie
goldbraun sind. Auf dem Salat anrichten.

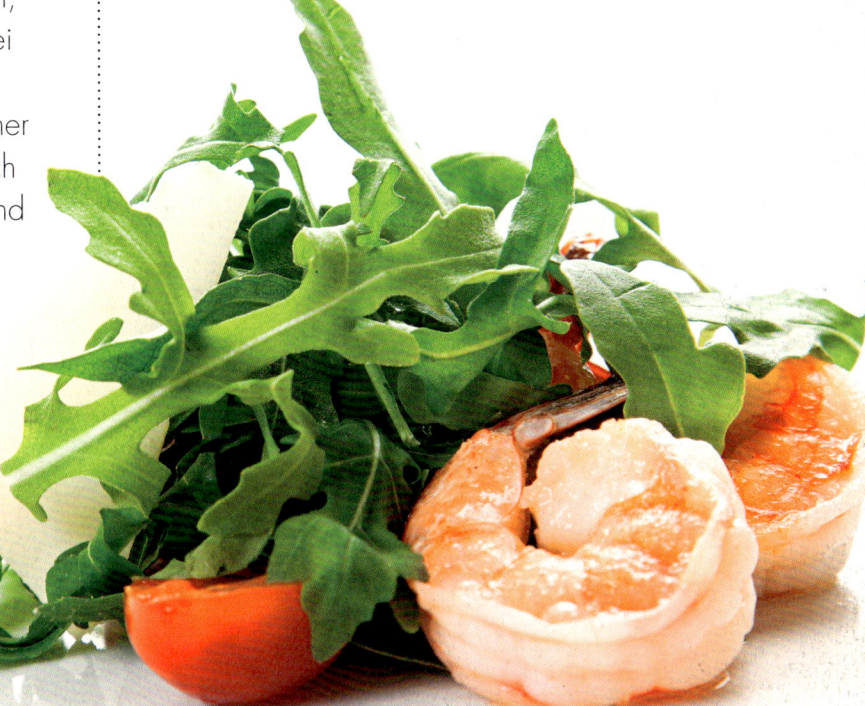

RUHE UND ENTSPANNUNG

Heute findet kein Training statt. Wenn möglich, lege eine Wellness-Sequenz ein. Die kannst du ganz nach Belieben gestalten. Ich persönlich versuche immer, eine 60-minütige Massage einzuplanen und danach in die Sauna zu gehen. Du kannst aber auch einen Men-Beauty-Tag machen, schwimmen oder spazieren gehen – oder du springst einfach mal früher ins Bett als sonst. Alles, was dir guttut und dich entspannt, zählt.

CHEAT-DAY

Du darfst essen, was du willst. Der Begriff kommt aus der Kraftsportszene der USA. „To cheat" heißt „betrügen" und bezieht sich darauf, dass du an diesem Tag von deinem Essplan abweichen darfst, um Ungesundes zu essen. Zum Beispiel Schokolade oder gesüßte Getränke, vielleicht würdest du gern ein Bier trinken – am Cheat-Day ist das erlaubt.

ODER :

REFEED-DAY

Esse fünf Mahlzeiten mit reichlich gesunden Kohlenhydraten, Proteinen und wenig Fett. Experimentiere ein bisschen herum und du wirst schnell herausfinden, welche Menge am besten für dich funktioniert. Achte nur darauf, dass du nicht zu viel Fett zu dir nimmst, sondern eher Kohlenhydrate.

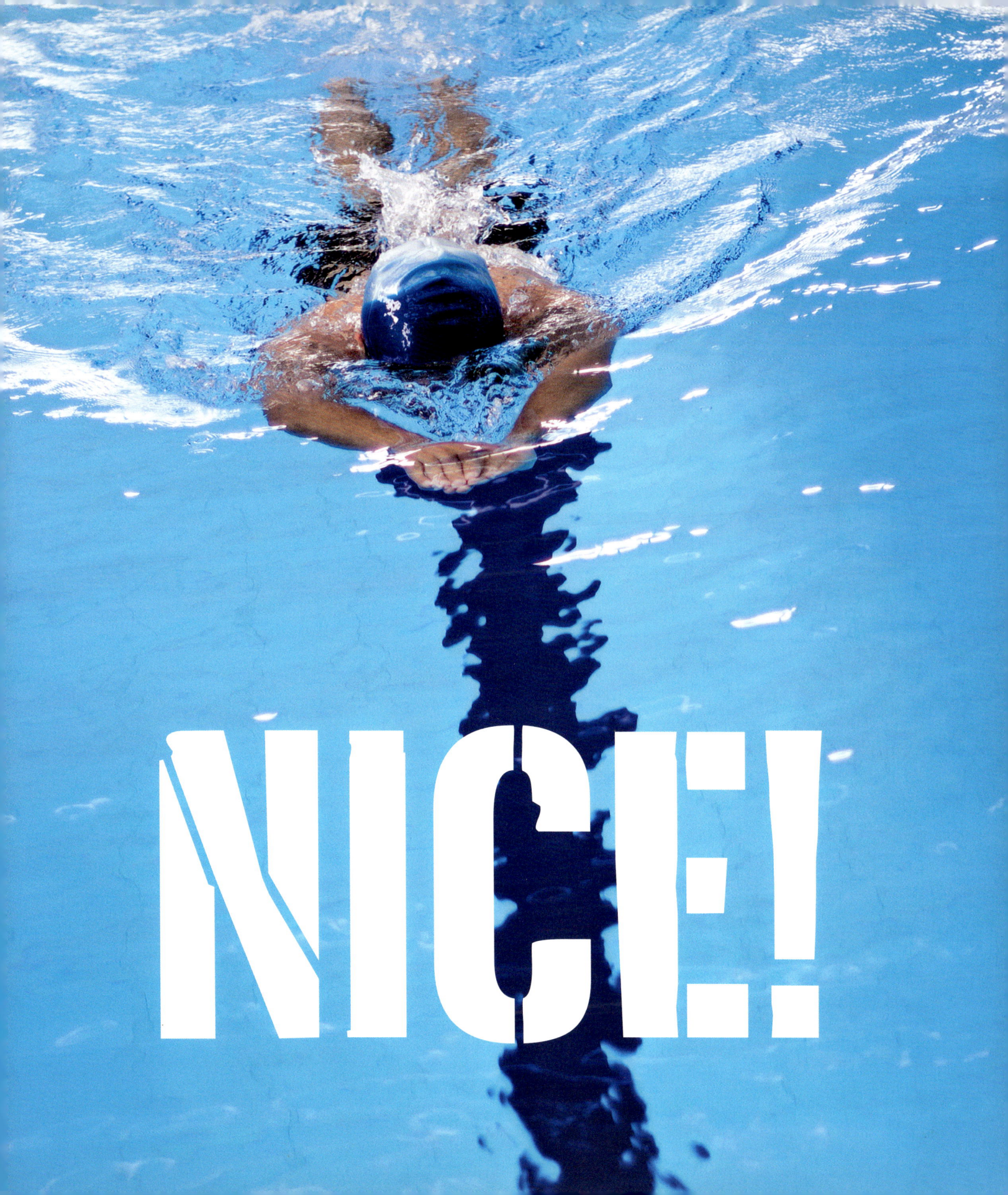

TAG 8 & TAG 9

 Was wird trainiert?

WARM-UP
Jede Übung jeweils 2 Minuten ausführen.
W1. Marschieren auf der Stelle
W2. Seal Jump

MOBILITÄT
Jede Übung jeweils 2 Minuten ausführen.
M1. Welcome Back
M2. Raupe

HAUPTTRAINING
System = 10 zu 1
Du hast 4 Übungen und 10 Runden. In Runde 1 absolvierst du alle 4 Übungen 10-mal. Ohne Pause gehst du in die Runde 2 und absolvierst alle Übungen nur noch 9-mal. Wieder ohne Pause gehst du in die nächste Runde, jetzt absolvierst du alle Übungen nur noch 8-mal. In jeder Runde verringerst du die Wiederholungszahl, bis du die letzte, also die 10. Runde, erreicht hast. Hier absolvierst du alle Übungen nur noch 1-mal. Stoppe deine Zeit und verbessere dich von Tag 8 zu Tag 9.

H1. Walkout Push-up und Jump Squat
H2. Explosive Sit-up
H3. MMA Push-up
H4. High Jump

COOL-DOWN
Jede Übung jeweils 1 Minute ausführen.
C1. Single Leg Lateral Lunge
C2. Ausfallschritt mit Oberkörperrotation I

„Jeder Tag, jeder Moment ist deine Chance, besser zu werden."

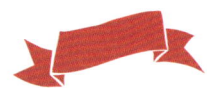

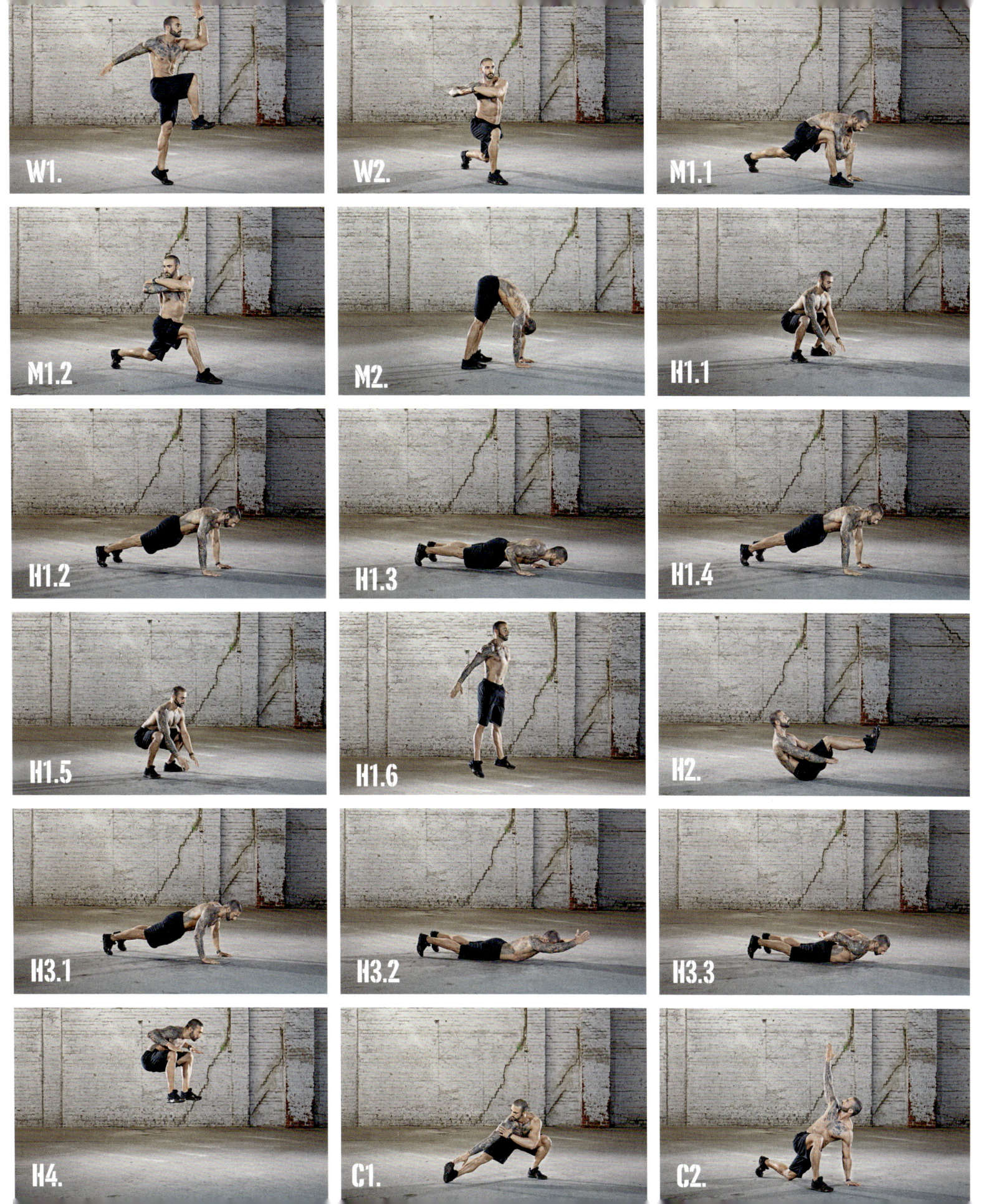

BANANEN-MÜSLI

Zutaten
1 Banane ∘ 3 EL Müsli, ungezuckert
5 EL fettarmer Joghurt

Zubereitung
Die Banane schälen und in dünne Scheiben
schneiden. Zusammen mit Müsli und
Joghurt in eine Schüssel geben und vermischen.

GAZPACHO

Zutaten
300 g Tomaten ∘ 1 Paprika ∘ 1 Knoblauchzehe
1 Zwiebel ∘ 1 Zweig Thymian ∘ 150 ml Tomatensaft
1 TL Tomatenmark ∘ 2 EL Olivenöl ∘ Salz ∘ Pfeffer

Zubereitung
Tomaten waschen, circa 10 Sekunden in heißes
Wasser geben, herausnehmen und schälen.
Paprika waschen, putzen, gemeinsam mit den
Tomaten in Stücke schneiden. Knoblauch und
Zwiebel abziehen und fein würfeln. Thymian waschen,
trocken schütteln und die Blättchen abzupfen.
Alles zusammen in eine Schüssel geben, Tomatensaft,
-mark und Olivenöl dazumischen und pürieren.
Anschließend durch ein Sieb passieren, mit Salz
und Pfeffer abschmecken und kalt stellen.

Mittag Tag 8

OFENKARTOFFEL
mit Gemüsequark

Zutaten

1 große Kartoffel ° ¼ Salatgurke ° 2 Radieschen
5 Halme Schnittlauch ° 100 g Hüttenkäse
25 g Sauerrahm ° Salz ° Pfeffer

Zubereitung

Den Ofen auf 180 °C vorheizen. Die Kartoffel waschen, putzen und ungeschält in Alufolie einwickeln, circa 60 Minuten im Ofen backen. In der Zwischenzeit die Gurke schälen, Radieschen waschen und putzen, zusammen mit der Gurke klein würfeln. Den Schnittlauch waschen, trocken tupfen und klein hacken. Den Hüttenkäse mit dem Sauerrahm mischen, Gurke, Radieschen und Schnittlauch untermengen, salzen und pfeffern. Die gebackene Kartoffel aus der Folie nehmen, einschneiden und den Gemüsequark daraufgeben.

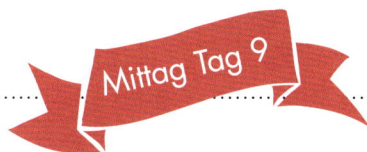

Mittag Tag 9

LACHSFILET
mit Avocado-Mango-Salat

Zutaten

¼ Avocado ° ½ Mango
⅛ rote Zwiebel ° ¼ Tomate ° ¼ rote Paprika
2 Stängel Koriander ° ½ EL frischer Limettensaft
½ TL Paprikapulver ° 1 Prise Meersalz ° Pfeffer
150 g Lachsfilet ° 2 EL Kokosöl

Zubereitung

Die Avocado aufschneiden und das Fruchtfleisch herauslösen, ungefähr ¼ davon klein würfeln. Die Mango halbieren, eine Hälfte schälen und ebenso würfeln. Die Zwiebel abziehen, fein hacken und circa ⅛ davon verwenden. Tomate und Paprika waschen und putzen, jeweils ¼ klein schneiden. Koriander waschen, trocken tupfen und klein hacken. Alles mit dem Limettensaft in eine Schüssel geben und vermengen, mit Paprikapulver, Salz und Pfeffer abschmecken, ziehen lassen. Das Lachsfilet kalt abspülen, trocken tupfen, salzen und pfeffern. In einer beschichteten Pfanne das Kokosöl erhitzen und den Lachs darin von jeder Seite circa 2 Minuten anbraten.

WARM-UP

Jede Übung jeweils 2 Minuten ausführen.

W1. Marschieren auf der Stelle
W2. Diagonales Arm- und Bein-Heben
W3. Walking Kick aus dem Stand

MOBILITÄT

Jede Übung jeweils 2 Minuten ausführen.

M1. Hüftsenken mit Arm-Heben
M2. Ausfallschritt mit Oberkörperrotation II

HAUPTTRAINING

Core-Training

Jede Übung wird in 4 Sätzen wiederholt. Das heißt, du machst Übung 1 insgesamt 4-mal, zwischen jedem Satz 20 Sekunden Pause, dann gehst du über zur nächsten Übung und verfährst genauso. Notiere dir, wie viele Wiederholungen du pro Übung in der jeweiligen Zeit geschafft hast, und erhöhe die Anzahl in jedem folgenden Core-Training.

H1. Handstand an der Wand – 30 oder 60 Sekunden*
H2. Military Plank – 30 oder 60 Sekunden*
H3. Schräger V-Sit-up – 30 oder 60 Sekunden pro Seite*
H4. Seitstütz mit Fuß-Berühren – 30 oder 60 Sekunden pro Seite*
H5. Russian Twist – 30 oder 60 Sekunden*
H6. Military Side Plank – 30 oder 60 Sekunden*
H7. Clap Push-up II – 30 oder 60 Sekunden*
*Entscheide dich je nach Trainingslevel vorab für eine Zeit.

COOL-DOWN

Jede Übung jeweils 1 Minute ausführen.

C1. Single Leg Lateral Lunge
C2. Ausfallschritt mit Oberkörperrotation I

„Wenn es dich nicht fordert, fördert es dich nicht."

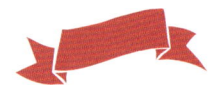

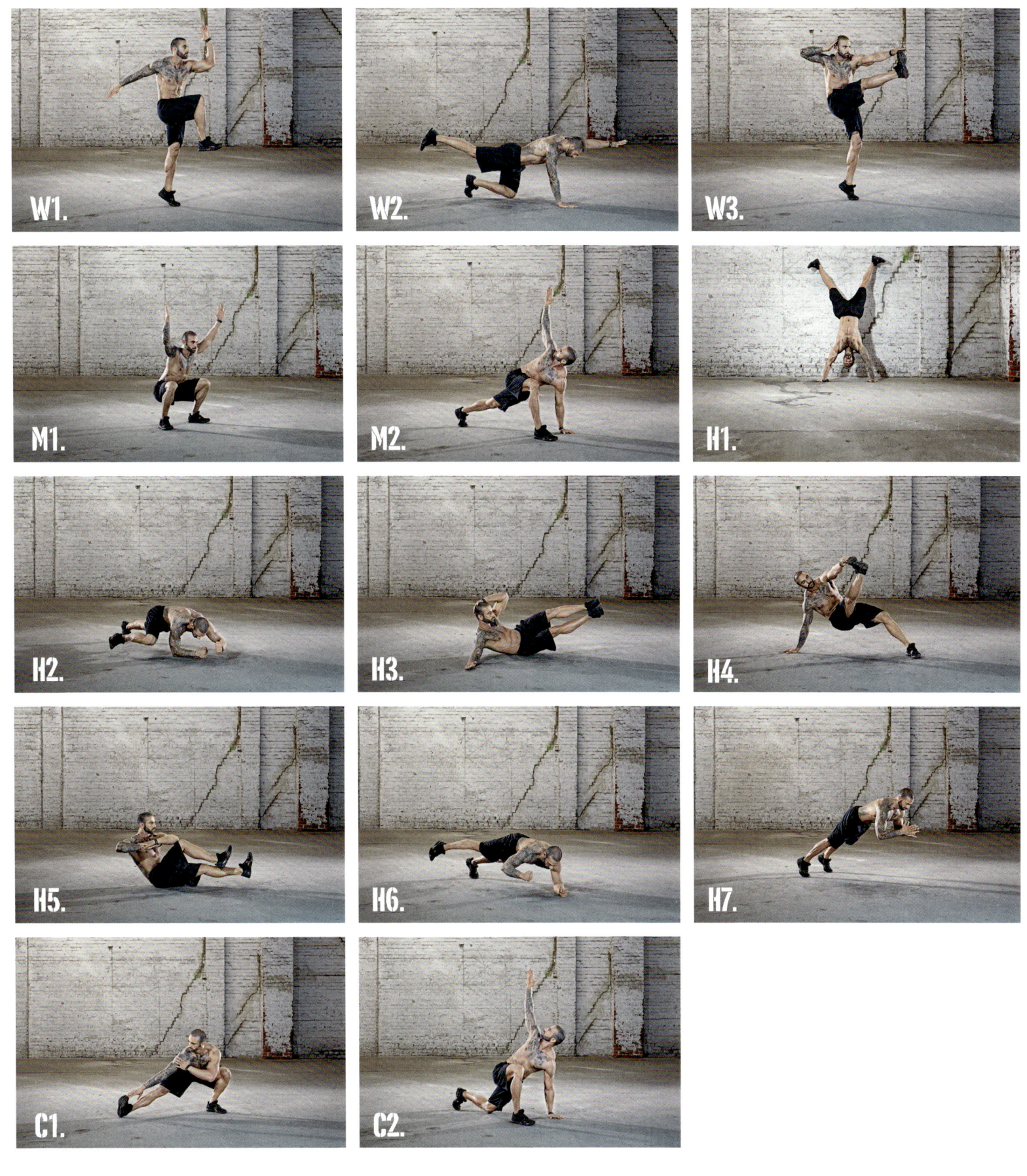

brühe hinzugeben, 2 Minuten köcheln lassen.
Die Brühe abgießen und dabei auffangen. Die Paprika
waschen, putzen, halbieren und entkernen. Den Feta
würfeln, mit dem Couscous in die Paprikahälften geben.
Den Ofen auf 180 °C vorheizen. Eine Auflaufform mit
der Brühe füllen, die Paprikahälften hineinsetzen und
etwa 35 Minuten backen. Inzwischen den Quark mit ein
paar Esslöffeln Wasser cremig rühren, salzen, pfeffern,
den Rest von Schnittlauch und Petersilie hinzugeben.

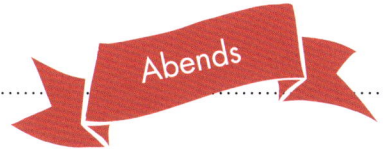

VOLLKORNBROT
mit Champignoncreme und Ei

Zutaten
1 Scheibe Vollkornbrot
Champignoncreme, aus dem Reformhaus
1 Ei ○ 5 Halme Schnittlauch

Zubereitung
Das Vollkornbrot mit Champignoncreme bestreichen.
Das Ei hart kochen, schälen und in Scheiben schneiden.
Den Schnittlauch waschen, trocken tupfen und
klein hacken. Die Eischeiben auf die Champignoncreme
geben, den Schnittlauch darüberstreuen.

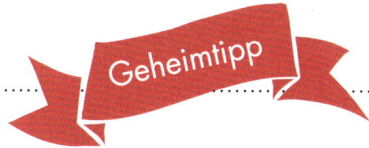

GEMÜSECHIPS
für den TV-Abend

Gemüsechips, etwa aus Zucchini, Möhren oder
Rote Beete, enthalten weniger Kohlenhydrate als
Kartoffelchips und sind damit der ideale Snack.

Zubereitung
Das Gemüse waschen, putzen oder schälen,
in dünne Scheiben schneiden. Je dünner die
Scheiben, desto knuspriger werden die Chips.
Die Gemüsescheiben in eine Schüssel geben, gut
einsalzen und 20 Minuten stehen lassen. Das Salz
entzieht dem Gemüse die Feuchtigkeit. Anschließend das Gemüse gründlich abspülen, damit die
Chips nicht zu salzig werden, trocken tupfen und
in einer Schüssel mit etwas Olivenöl vermengen
(und beliebig würzen). Den Ofen auf 180 °C
vorheizen, ein Backblech mit Backpapier auslegen,
die Gemüsescheiben darauf verteilen und backen.
Die Backdauer hängt davon ab, wie kross du deine Chips magst. Während des Backens ab und zu
den Ofen öffnen, so kann überflüssige Feuchtigkeit
entweichen und die Chips werden knuspriger.

TAG 11 & TAG 12

 Was wird trainiert?

WARM-UP
Jede Übung jeweils 2 Minuten ausführen.
W1. Marschieren auf der Stelle
W2. Seal Jump

MOBILITÄT
Jede Übung jeweils 2 Minuten ausführen.
M1. Hüftsenken mit Arm-Heben
M2. Ausfallschritt mit Oberkörperrotation II

HAUPTTRAINING
System = 25/15/10

Es gibt 5 Übungen à 3 Runden. In Runde 1 absolvierst du alle 5 Übungen 25-mal. Ohne Pause gehst du in Runde 2 über und absolvierst alle Übungen nur noch 15-mal. Wieder ohne Pause geht es in die nächste Runde, jetzt wiederholst du die Übungen je 10-mal. Stoppe deine Zeit und verbessere dich von Tag 11 zu Tag 12!

H1. Burpee
H2. Explosive Sit-up
H3. Sit Jump
H4. Thai Push-up
H5. Skater Jump Lunge

COOL-DOWN
Jede Übung jeweils 1 Minute ausführen.
C1. Single Leg Lateral Lunge
C2. Ausfallschritt mit Oberkörperrotation I

„Wenn du gut sein willst, arbeite hart an dir. Wenn du besser sein willst – arbeite härter!"

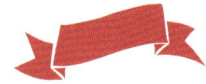

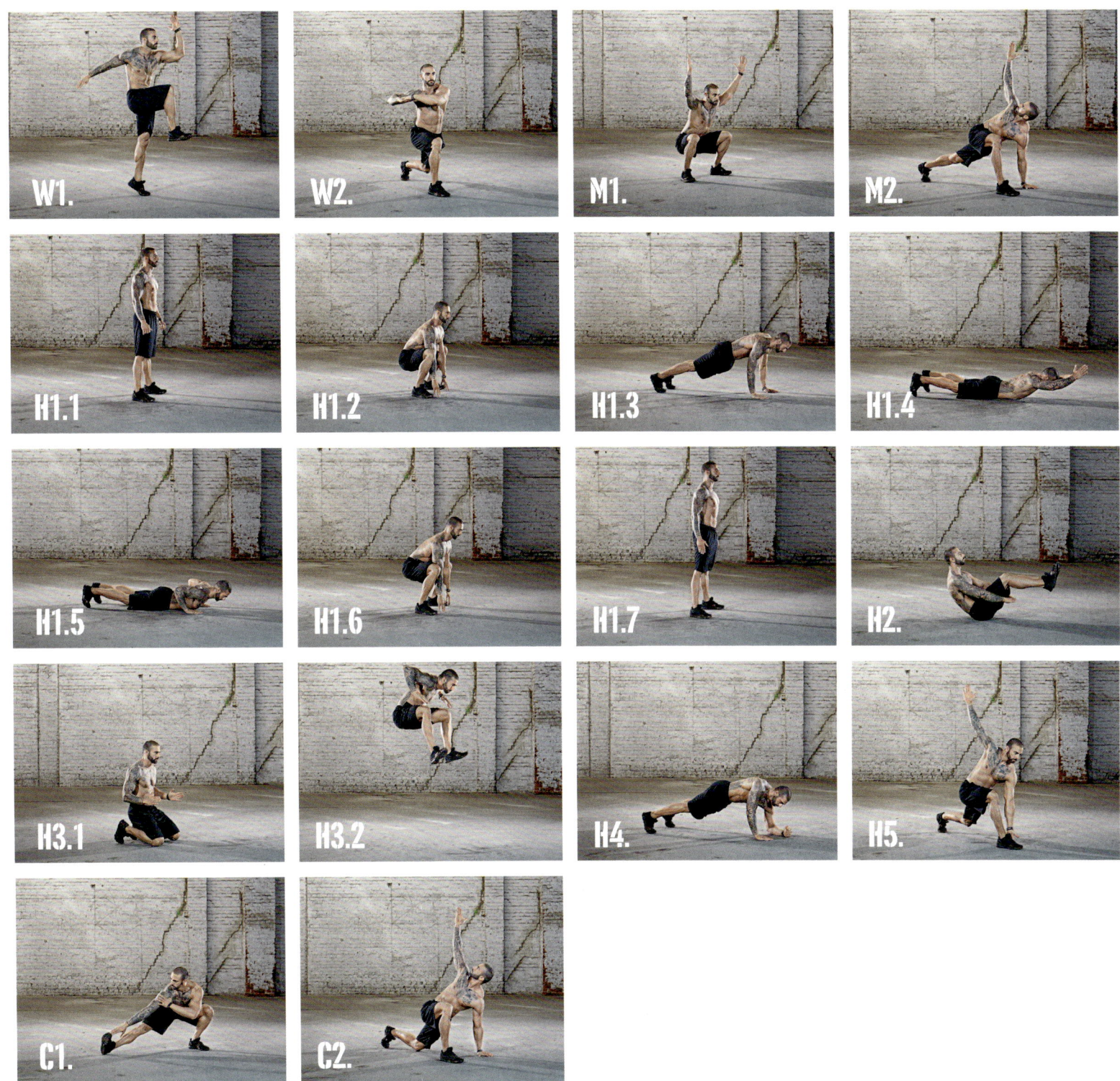

145

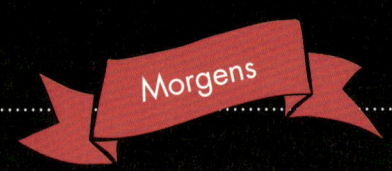

GRAPEFRUIT-MÜSLI

Zutaten
1 Grapefruit ∘ 30 ml Dickmilch
3 EL Müsli, ungezuckert

Zubereitung
Die Grapefruit schälen und das Fruchtfleisch herauslösen. Die Fruchtscheiben in mundgerechte Stücke
schneiden. Die Dickmilch und das Müsli
zusammen mit den Fruchtstückchen in
eine Schale geben.

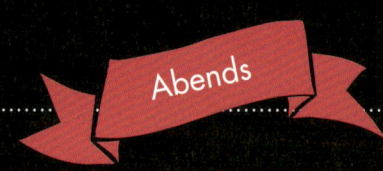

SPIRULINA-SPINAT-SMOOTHIE

Zutaten
50 g junge Spinatblätter ∘ 1 Avocado ∘ 1 Orange
2 EL Spirulina-Algen-Pulver ∘ 100 ml Wasser

Zubereitung
Spinat waschen, putzen und trocken tupfen.
Das Fruchtfleisch aus der Avocado herauslösen und klein
schneiden. Die Orange schälen und klein schneiden.
Zusammen mit den Spirulina-Algen in einen Mixer geben,
Wasser nach Bedarf ergänzen.

Mittag Tag 11

LACHSFILET
mit Fenchel-Radieschen-Salat

Zutaten
1 Fenchelknolle ∘ 5 Radieschen
25 g Mungobohnensprossen ∘ 2 Stängel Dill
2 EL Olivenöl ∘ Salz ∘ Pfeffer ∘ 150 g Lachsfilet
2 EL Kokosöl

Zubereitung
Fenchel und Radieschen waschen, putzen, in dünne
Scheiben schneiden und in eine Schüssel geben.
Die Mungobohnensprossen gut abspülen und dazumi-
schen. Den Dill waschen, trocken schütteln und klein
hacken. Mit dem Olivenöl vermengen, mit Salz und
Pfeffer abschmecken, dann über den Salat geben.
Den Lachs kalt abspülen, trocken tupfen, etwas
pfeffern und salzen. Das Kokosöl in einer
beschichteten Pfanne erhitzen, den Lachs darin
etwa 2 bis 3 Minuten pro Seite anbraten.
Anschließend mit dem Salat servieren.

Mittag Tag 12

THUNFISCHFILET
mit Linsensalat

Zutaten
100 g rote Linsen ∘ 1 rote Paprika
1 Handvoll Brokkoli ∘ 1 EL Chiasamen
1 EL Hanfsamen ∘ 2 EL Olivenöl
Saft 1 frisch gepressten Zitrone ∘ Salz ∘ Pfeffer
200 g Thunfischfilet ∘ 2 EL Kokosöl

Zubereitung
Linsen nach Packungsangaben zubereiten.
Paprika und Brokkoli waschen und putzen, Paprika
klein würfeln, Brokkoli in gleich große Röschen
zerteilen. Zusammen mit Linsen, Chia- und Hanfsamen in eine Schüssel geben. Olivenöl und
Zitronensaft darübergeben, salzen und pfeffern.
Thunfischfilet kalt abspülen und trocken tupfen.
In einer beschichteten Pfanne das Kokosöl erhitzen,
den Thunfisch scharf anbraten, sodass er innen
noch roh ist. Zusammen mit dem Salat anrichten.

WARM-UP

Jede Übung jeweils 2 Minuten ausführen.
W1. Marschieren auf der Stelle
W2. Diagonales Arm- und Bein-Heben
W3. Walking Kick aus dem Stand

MOBILITÄT

Jede Übung jeweils 2 Minuten ausführen.
M1. Hüftsenken mit Arm-Heben
M2. Ausfallschritt mit Oberkörperrotation II

HAUPTTRAINING

Core-Training

Jede Übung wird in 4 Sätzen wiederholt. Das heißt, du machst Übung 1 insgesamt 4-mal, zwischen jedem Satz 20 Sekunden Pause, dann gehst du über zur nächsten Übung und verfährst genauso. Notiere dir, wie viele Wiederholungen du pro Übung in der jeweiligen Zeit geschafft hast, und erhöhe die Anzahl in jedem folgenden Core-Training.

H1. Handstand an der Wand – 30 oder 60 Sekunden*
H2. Military Plank – 30 oder 60 Sekunden*
H3. Schräger V-Sit-up – 30 oder 60 Sekunden pro Seite*
H4. Seitstütz mit Fuß-Berühren – 30 oder 60 Sekunden pro Seite*
H5. Russian Twist – 30 oder 60 Sekunden*
H6. Military Side Plank – 30 oder 60 Sekunden*
H7. Clap Push-up II – 30 oder 60 Sekunden*
*Entscheide dich je nach Trainingslevel vorab für eine Zeit.

COOL-DOWN

Jede Übung jeweils 1 Minute ausführen.
C1. Single Leg Lateral Lunge
C2. Ausfallschritt mit Oberkörperrotation I

„Life is about KICKING ass, not KISSING it."

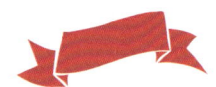

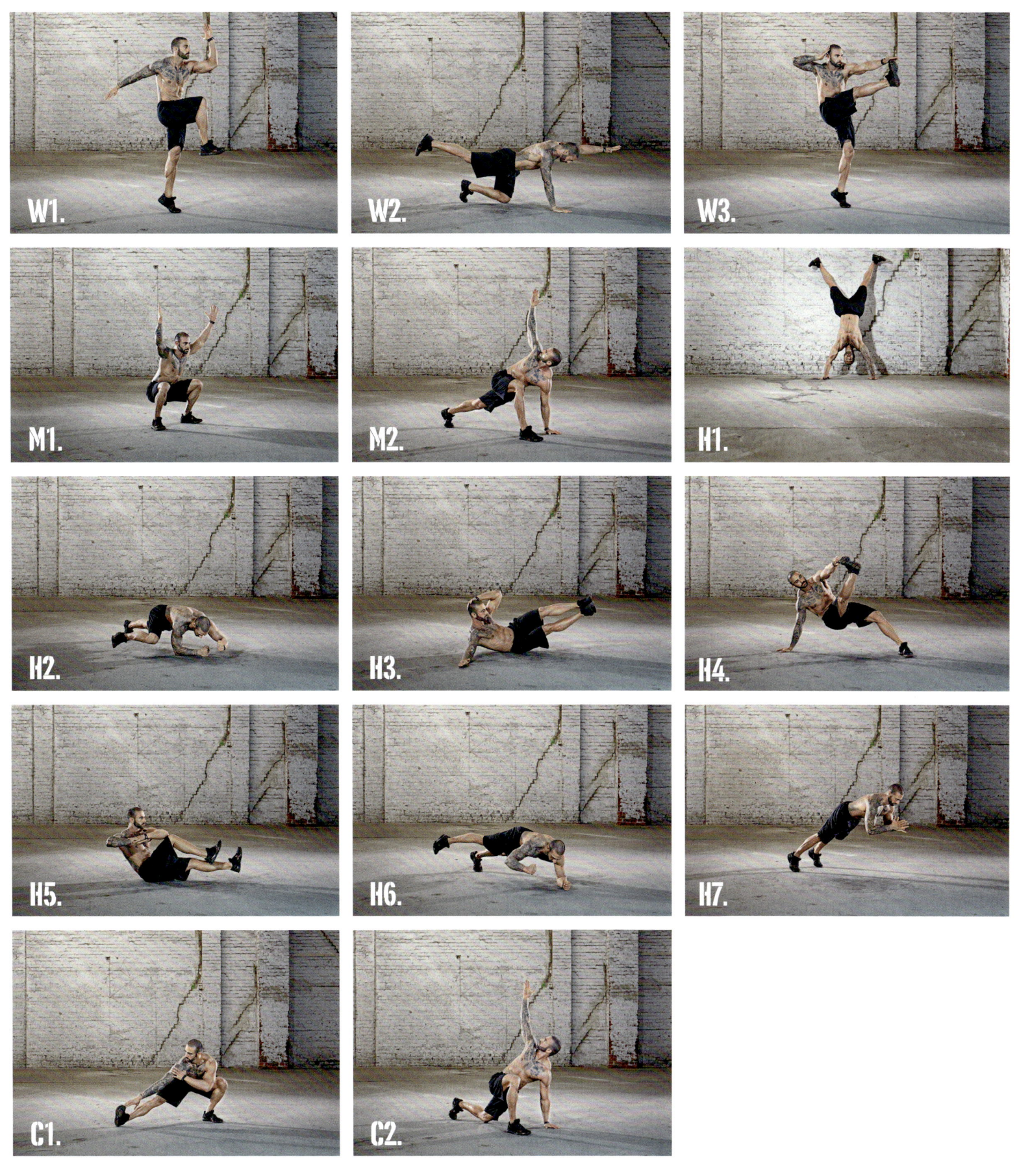

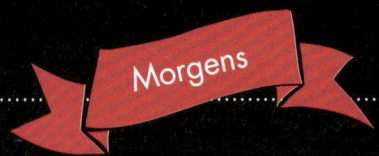

Morgens

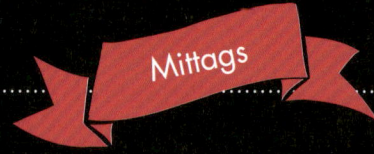

Mittags

POWERFLOCKEN-MÜSLI

Zutaten
1 Handvoll Sojaflocken ∘ 5 EL Haferflocken
1 EL Bierhefeflocken ∘ 1 TL Hanfsamen
1 TL Leinsamen ∘ 1 TL Chiasamen
2 EL Gojibeeren ∘ 1 Kiwi
150 ml Mandelmilch, ungesüßt

Zubereitung
Alle Flocken, Samen und Beeren in eine Schale geben.
Die Kiwi schälen, in Stücke schneiden und
zu den Samen geben. Am Schluss die
Mandelmilch darübergießen.

BROKKOLI-KICHER-ERBSEN-SALAT

Zutaten
70 g Brokkoli ∘ 1 rote Paprika
3 Blätter Basilikum ∘ 3 Blätter Minze
3 Blätter Rucola
50 g Kichererbsen im Glas ∘ 1 Knoblauchzehe
2 EL Olivenöl ∘ 2 EL Zitronensaft ∘ Salz ∘ Pfeffer

Zubereitung
Brokkoli und Paprika waschen und putzen.
Den Brokkoli in kleine Röschen zerteilen, die
Paprika klein schneiden. Die Kräuter waschen,
trocken tupfen und klein hacken, zusammen
mit dem Gemüse in eine Schüssel geben. Die Kichererbsen in ein Sieb gießen und abspülen, zu dem
Salat geben. Den Knoblauch abziehen und mit einer
Gabel zerdrücken, mit Olivenöl und Zitronensaft zu
einem Dressing mischen, mit Salz und Pfeffer abschmecken. Über den Salat geben.

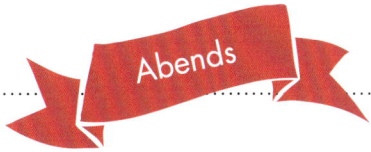

Abends

BROTZEIT
mit Vollkornbrot, Hüttenkäse und Eiern

Zutaten
2 Scheiben Vollkornbrot ∘ 150 g Hüttenkäse
1 große Tomate ∘ ¼ Salatgurke ∘ Salz ∘ Pfeffer
5 Halme Schnittlauch ∘ 2 Eier

Zubereitung
Das Vollkornbrot mit dem Hüttenkäse bestreichen.
Tomate und Gurke waschen, putzen und in Scheiben
schneiden. Beides auf den Hüttenkäse legen, salzen
und pfeffern. Den Schnittlauch waschen, trocken
tupfen und klein hacken, über die Brote streuen.
Die Eier hart kochen, schälen, in zwei Hälften schneiden
und zu den Broten anrichten. Bei Bedarf leicht salzen.

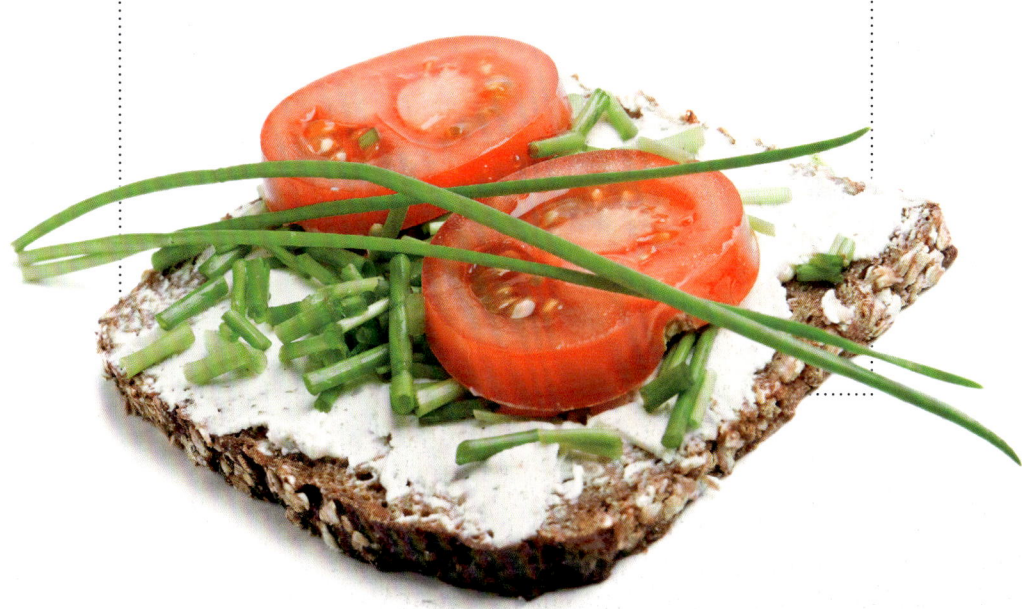

RUHE UND ENTSPANNUNG

Ein oft unterschätzter Stressfaktor im Leben ist übrigens der Ärger über andere Menschen. Ich persönlich bin der Meinung, dass jeder ein Recht auf schlechte Laune hat und so sein darf, wie er will, solange er die Konsequenzen des eigenen Handelns trägt. Ich lasse die Launen anderer nicht an mich heran. Übe dich in Toleranz und verhalte dich anderen gegenüber so, wie du es im Gegenzug auch erwartest, aber lass dich nicht von dem Fehlverhalten anderer stressen. Das ist Energieverschwendung und bringt dich nicht weiter.

CHEAT-DAY

Ich halte es am Cheat-Day ja so, dass ich wirklich all das esse, worauf ich Lust habe. Meist ist das ein Burger-Menü bei meinem Lieblingsgrill in Hamburg. Auch Schokolade und Softdrinks sind erlaubt. Ich würde an deiner Stelle bloß aufpassen, dass du dich nicht „überisst", also normale Portionen zu dir nimmst, und die sollten so lecker wie möglich sein.

ODER:

REFEED-DAY

Esse fünf Mahlzeiten mit reichlich gesunden Kohlenhydraten, Proteinen und wenig Fett. Hast du am letzten Refeed-Day schon herausgefunden, wann du wie viel gut verträgst?

GUTEN APPETIT!

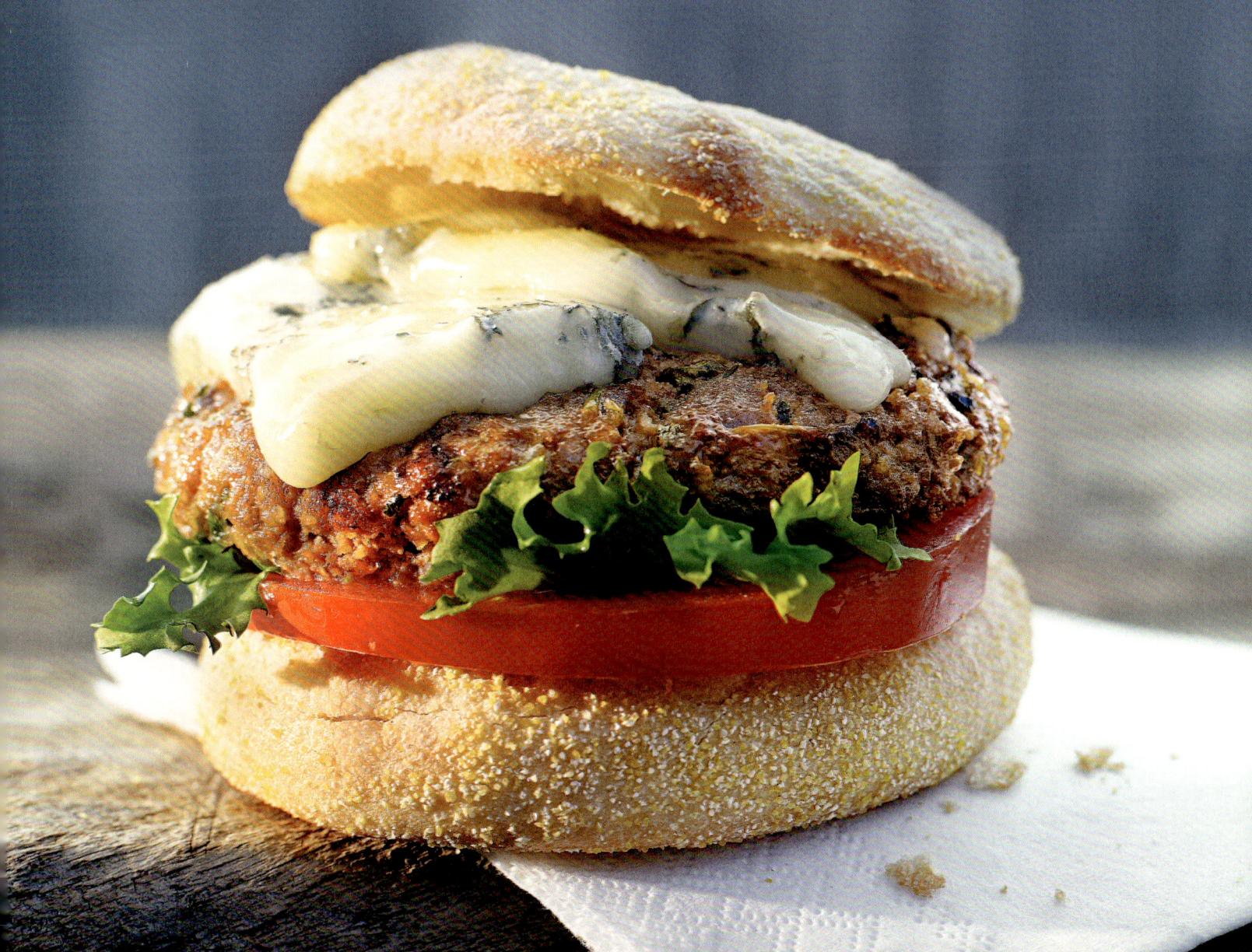

Was wird trainiert?

WARM-UP
Jede Übung jeweils 2 Minuten ausführen.
W1. Marschieren auf der Stelle
W2. Walking Kick aus dem Stand

MOBILITÄT
Jede Übung jeweils 2 Minuten ausführen.
M1. Hüftsenken mit Arm-Heben
M2. Ausfallschritt mit Oberkörperrotation II
M3. Raupe

HAUPTTRAINING
System = 10 bis 1

Du hast 5 Übungen und 10 Runden. In Runde 1 absolvierst du alle 5 Übungen 10-mal. Ohne Pause gehst du in die Runde 2 und absolvierst alle Übungen nur noch 9-mal. Wieder ohne Pause gehst du in die nächste Runde, jetzt absolvierst du alle Übungen nur noch 8-mal. In jeder Runde verringerst du die Wiederholungszahl, bis du die letzte, also die 10. Runde, erreicht hast. Hier absolvierst du alle Übungen nur noch 1-mal. Stoppe deine Zeit und verbessere dich von Tag 15 zu Tag 16.

H1. Burpee High Jump
H2. Explosive Sit-up
H3. Clap Push-up I
H4. Athletic Sumo Squat
H5. Plank Brigde

COOL-DOWN
Jede Übung jeweils 1 Minute ausführen.
C1. Single Leg Lateral Lunge
C2. Ausfallschritt mit Oberkörperrotation I

„Was ist dein Traum? Lebst du ihn oder träumst du noch?"

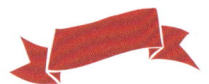

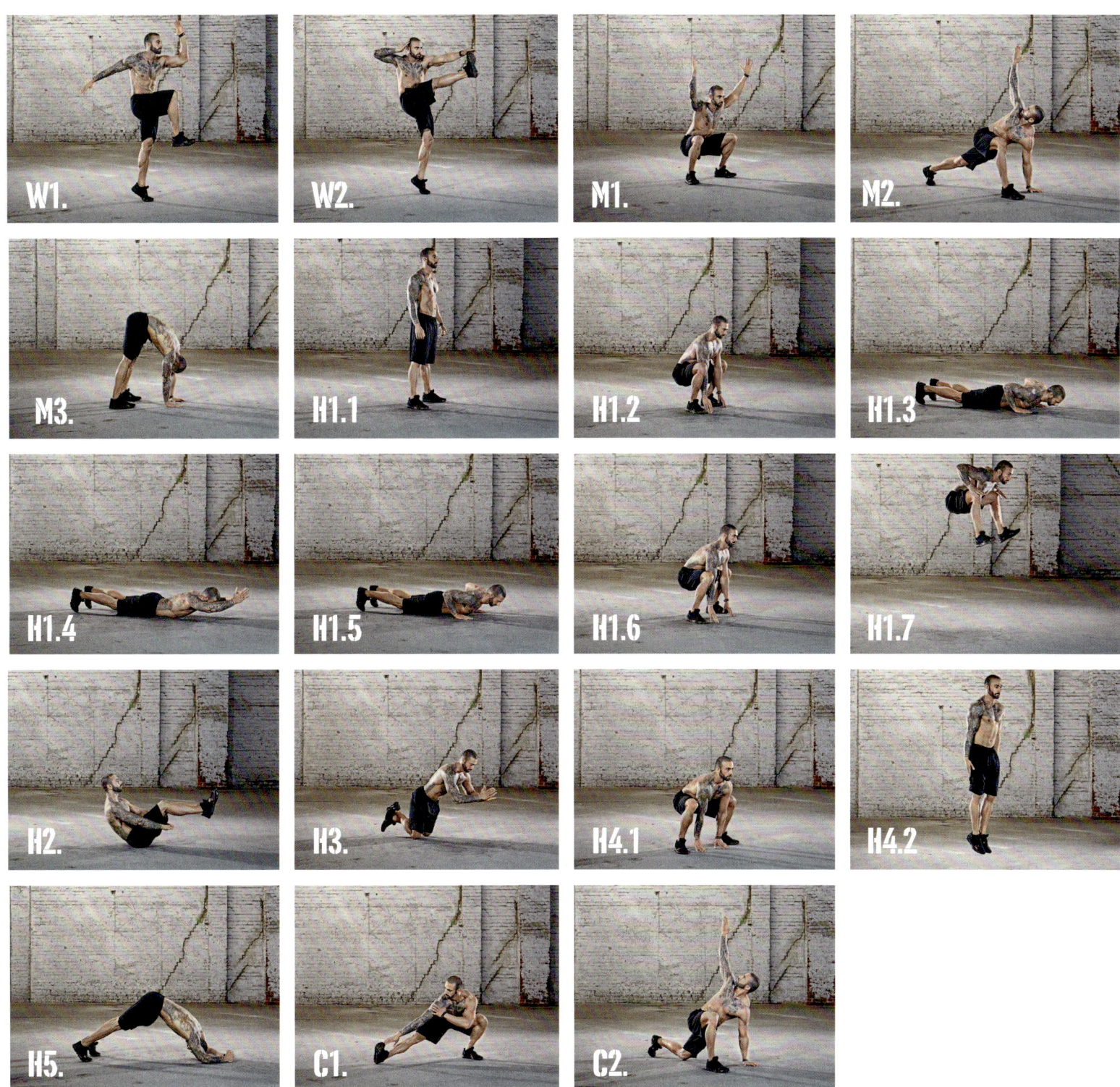

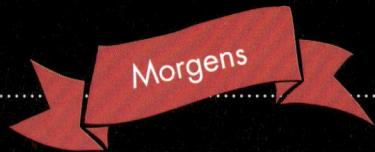

Morgens

ERDBEER-BLAUBEER-JOGHURT

Zutaten
150 g Joghurt ∘ 5 Erdbeeren ∘ 2 EL Blaubeeren

Zubereitung
Den Joghurt in eine Schale geben. Die Beeren
waschen und die Erdbeeren halbieren.
Alle Früchte zum Joghurt in die Schale geben.

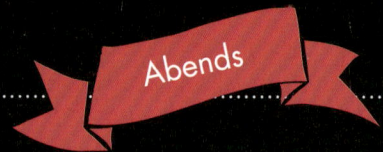

Abends

VOLLKORNBROT
mit Tomate und Mozzarella

Zutaten
1 Tomate ∘ 1 Mozzarella
1 TL Quark ∘ 1 Scheibe Vollkornbrot ∘ Salz ∘ Pfeffer

Zubereitung
Die Tomate waschen, putzen und in Scheiben
schneiden. Den Mozzarella abtropfen lassen und
ebenfalls in Scheiben schneiden. Den Quark auf
das Vollkornbrot streichen, Mozzarella- und Tomaten-
scheiben darauflegen und mit Salz und Pfeffer würzen.

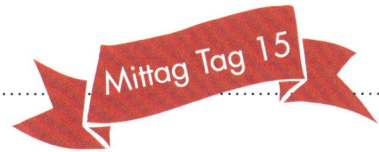

Mittag Tag 15

SELBST GEMACHTE FISCHSTÄBCHEN

Zutaten
1 Ei ∘ 2 EL Kokosmehl ∘ 40 g Kokosflocken
150 g Fischfilet, zum Beispiel Lachs ∘ Salz ∘ Pfeffer
2 EL Kokosöl

Zubereitung
Das Ei aufschlagen und in einem Teller verquirlen.
Das Kokosmehl auf einen flachen Teller geben,
die Kokosflocken auf einen dritten. Das Fischfilet
kalt abspülen, trocken tupfen und in Fischstäbchen-
große Stücke schneiden, salzen und pfeffern.
Die Stücke der Reihe nach in Mehl, Ei und den
Kokosflocken wenden. In einer beschichteten Pfanne
das Öl erhitzen und die Stäbchen von beiden
Seiten goldbraun braten. Dazu Salat oder Gemüse
deiner Wahl servieren.

Mittag Tag 16

PUTENBRUSTROLLEN
mit Spinat

Zutaten
100 g junge Spinatblätter ∘ ¼ Paprika
50 g Schafskäse ∘ ½ EL Sonnenblumenkerne
1 großes Putenbrustfilet, circa 150 g ∘ Salz
Paprikapulver ∘ Pfeffer

Zubereitung
Den Ofen auf 180 °C vorheizen. Einen
Topf Wasser erhitzen, den Spinat darin kurz
erwärmen, abkühlen lassen und das Wasser ausdrücken. Die Paprika waschen und putzen, mit dem
Spinat klein schneiden und in eine Schüssel geben.
Den Schafskäse klein drücken, mit den Sonnen-
blumenkernen dazugeben, alles vermengen. Die
Putenbrust waschen, trocken tupfen und von beiden
Seiten mit Salz, Paprikapulver und Pfeffer würzen.
Dann mit der Masse bestreichen und zusammenrol-
len, mit zwei Zahnstochern feststecken. Die Rolle
mit der restlichen Spinatmasse in eine Auflaufform
legen und circa 20 bis 30 Minuten backen, bis
das Fleisch gut durch ist.

TAG 17

WARM-UP

Jede Übung jeweils 2 Minuten ausführen.
W1. Marschieren auf der Stelle
W2. Diagonales Arm- und Bein-Heben
W3. Walking Kick aus dem Stand

MOBILITÄT

Jede Übung jeweils 2 Minuten ausführen.
M1. Hüftsenken mit Arm-Heben
M2. Ausfallschritt mit Oberkörperrotation II

HAUPTTRAINING

Core-Training

Jede Übung wird in 4 Sätzen wiederholt. Das heißt, du machst Übung 1 insgesamt 4-mal, zwischen jedem Satz 20 Sekunden Pause, dann gehst du über zur nächsten Übung und verfährst genauso. Notiere dir, wie viele Wiederholungen du pro Übung in der jeweiligen Zeit geschafft hast.

H1. Handstand an der Wand – 30 oder 60 Sekunden*
H2. Military Plank – 30 oder 60 Sekunden*
H3. Schräger V-Sit-up – 30 oder 60 Sekunden pro Seite*
H4. Seitstütz mit Fuß-Berühren – 30 oder 60 Sekunden pro Seite*
H5. Russian Twist – 30 oder 60 Sekunden*
H6. Military Side Plank – 30 oder 60 Sekunden*
H7. Single Leg Burpee Jump – 30 oder 60 Sekunden pro Seite*
*Entscheide dich je nach Trainingslevel vorab für eine Zeit.

COOL-DOWN

Jede Übung jeweils 1 Minute ausführen.
C1. Single Leg Lateral Lunge
C2. Ausfallschritt mit Oberkörperrotation I

„Mit der richtigen Einstellung wirst du alles erreichen! Erfolg beginnt im Kopf."

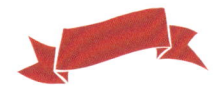

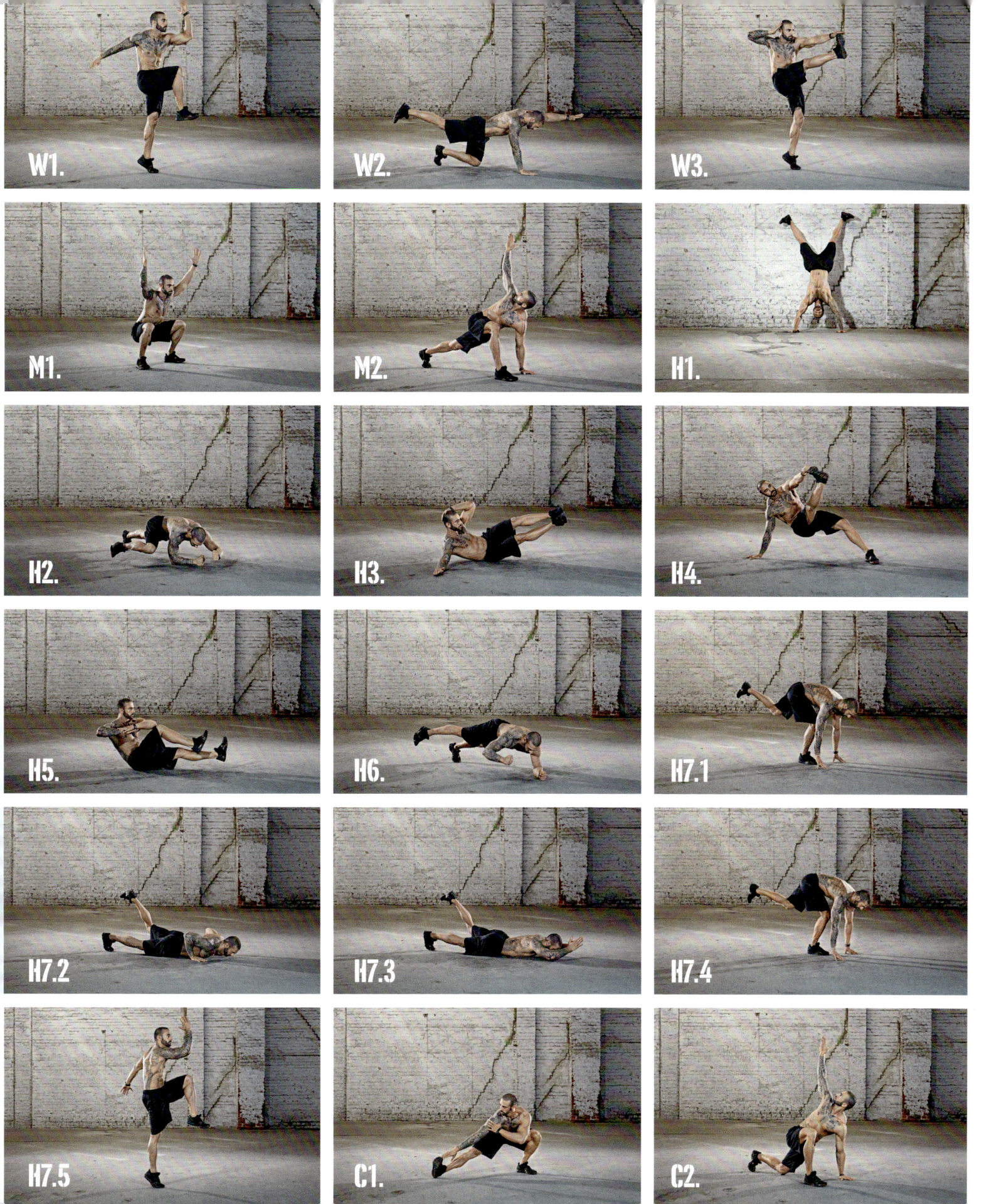

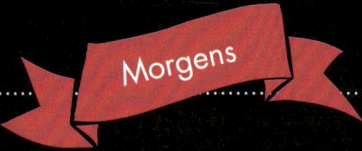
Morgens

HAFERFLOCKEN
mit Gojibeeren

Zutaten
100 g Haferflocken ∘ 2 EL Gojibeeren
1 EL Macapulver ∘ 300 ml Mandelmilch, ungesüßt

Zubereitung
Haferflocken in eine Schale geben. Die Gojibeeren
waschen, dann mit dem Macapulver unterrühren.
Die Mandelmilch darübergießen.

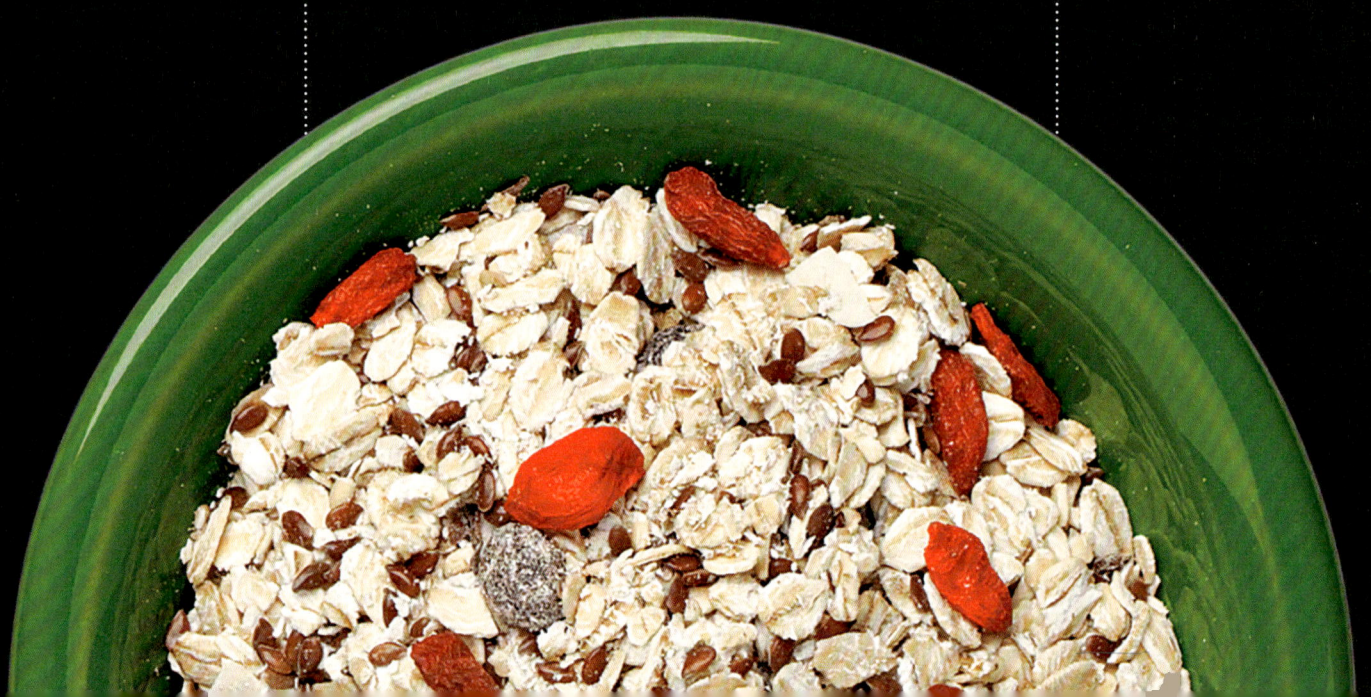

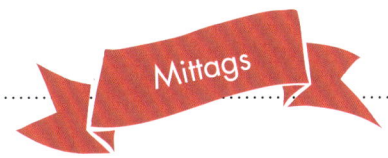

Mittags

ÜBERBACKENE ZUCCHINI

Zutaten

2 mittlere Zucchini ∘ 2 große Tomaten ∘ 1 Zwiebel
2 EL Kokosöl ∘ 100 g Hackfleisch (halb und halb)
Salz ∘ Pfeffer ∘ 50 g geriebener Parmesan

Zubereitung

Den Ofen auf 150 °C vorheizen. Die Zucchini und
die Tomaten waschen und putzen. Die Zucchini
der Länge nach halbieren und aushöhlen, die Tomaten
klein schneiden. Die Zwiebel abziehen und fein würfeln.
In einer beschichteten Pfanne das Öl erhitzen, die
Zwiebel anschwitzen. Das Hackfleisch dazugeben und
krümelig anbraten, mit Salz und Pfeffer abschmecken.
Dann Hackfleisch und Tomatenwürfel vermengen und
auf die Zucchinihälften geben. Etwas Parmesan darüberstreuen und für etwa 25 Minuten im Ofen überbacken.

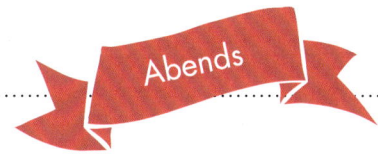

Abends

VOLLKORNBROT
mit geräucherter Forelle

Zutaten

2 Scheiben Vollkornbrot ∘ 1 TL fettarme Remoulade
2–3 Salatblätter ∘ 2 Radieschen
125 g geräuchertes Forellenfilet

Zubereitung

Das Vollkornbrot dünn mit Remoulade bestreichen.
Die Salatblätter waschen und trocken tupfen. Die
Radieschen waschen, putzen und in dünne Scheiben
schneiden. Erst die Salatblätter, dann die Radieschen-
scheiben und zum Schluss das Forellenfilet auf
die Brote legen.

TAG 18 & TAG 19

 Was wird trainiert?

WARM-UP
Jede Übung jeweils 2 Minuten ausführen.
W1. Marschieren auf der Stelle
W2. Walking Kick aus dem Stand

MOBILITÄT
Jede Übung jeweils 2 Minuten ausführen.
M1. Hüftsenken mit Arm-Heben
M2. Ausfallschritt mit Oberkörperrotation II
M3. Raupe

HAUPTTRAINING
System = 25/15/10
Es gibt 6 Übungen à 3 Runden. In Runde 1 absolvierst du alle 6 Übungen 25-mal. Ohne Pause gehst du in Runde 2 über und absolvierst alle Übungen nur noch 15-mal. Wieder ohne Pause geht es in die nächste Runde, jetzt wiederholst du die Übungen je 10-mal. Stoppe deine Zeit und verbessere dich von Tag 18 zu Tag 19!

H1. Monkey Push-up
H2. Schwimmer
H3. Half Burpee
H4. Explosive Sit-up
H5. Spiderman Push-up
H6. Skater Jump Lunge

COOL-DOWN
Jede Übung jeweils 1 Minute ausführen.
C1. Single Leg Lateral Lunge
C2. Ausfallschritt mit Oberkörperrotation I

„Zweifle nicht an deiner Stärke, sondern glaube an das, was in dir steckt."

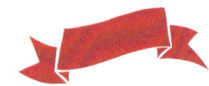

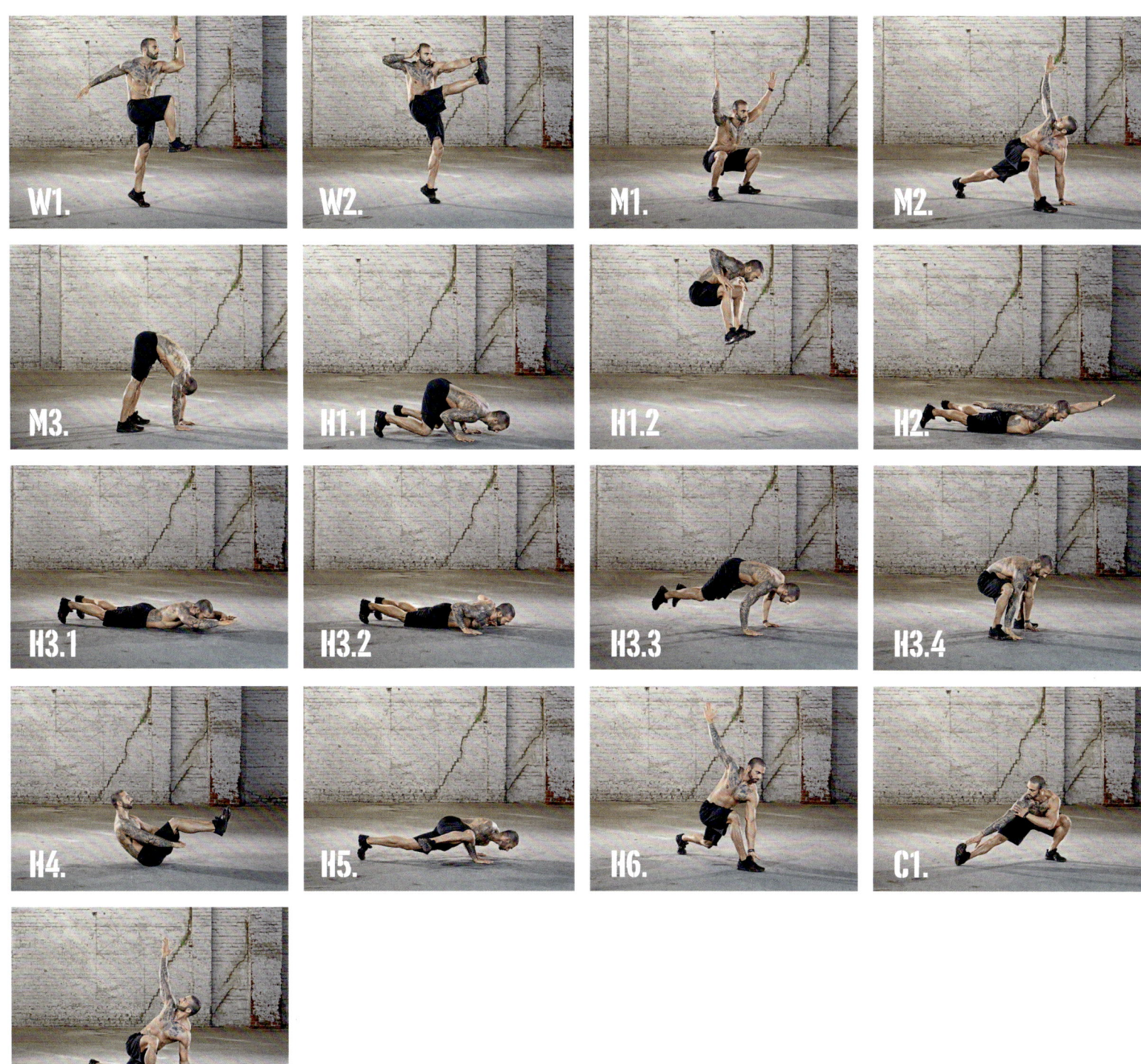

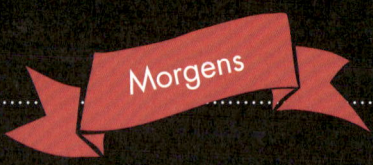

Morgens

OBSTSALAT
mit Müsli

Zutaten
½ Banane ∘ 1 Apfel ∘ 4–5 Weintrauben
3 EL Müsli, ungezuckert

Zubereitung
Die Banane und den Apfel schälen und in kleine
Stücke schneiden, die Weintrauben waschen und
halbieren. Das Obst in eine Schale geben und
das Müsli darüberstreuen.

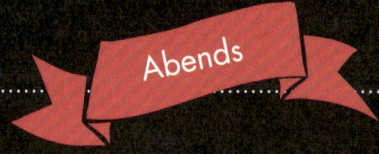

Abends

VOLLKORNBROT-PIZZA
mit Mozzarella

Zutaten
2 Scheiben Vollkornbrot ∘ 1 EL Tomatenmark
2 Tomaten ∘ 1 Mozzarella ∘ 1–2 TL Basilikumpesto

Zubereitung
Den Ofen auf 180 °C vorheizen. Die Vollkornbrot-
Scheiben halbieren, dünn mit Tomatenmark bestreichen.
Die Tomaten waschen, putzen, in Scheiben schneiden
und auf das Brot legen. Den Mozzarella abtropfen
lassen und ebenfalls in Scheiben schneiden, auf
die Tomaten legen. Etwas Pesto auf den Mozzarella
streichen. Ein Backblech mit Backpapier auslegen und
die Vollkornbrot-Pizza für circa 15 bis 20 Minuten
rösten, bis der Käse zerlaufen ist.

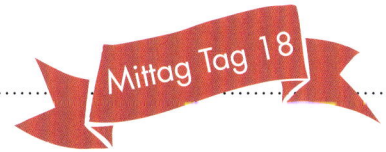

Mittag Tag 18

GEMÜSEFRIKADELLEN

Zutaten
1 Karotte ∘ ½ Kohlrabi ∘ 10 Halme Schnittlauch
5 EL Vollkornmehl ∘ 50 g Chiasamen ∘ 1 EL Senf
50 g Mais aus der Dose ∘ 1 Ei ∘ Salz ∘ Pfeffer
2 EL Olivenöl

Zubereitung
Karotte und halben Kohlrabi schälen, in sehr kleine
Stücke schneiden. Den Schnittlauch waschen, trocken
tupfen und klein hacken. Gemüse und Schnittlauch
mit Mehl, Chiasamen und Senf in eine Schüssel
geben. Den Mais abgießen und unterrühren.
Das Ei dazuschlagen, alles gut vermengen und mit
Salz und Pfeffer abschmecken. Olivenöl in einer
beschichteten Pfanne erhitzen. Aus der Masse kleine
Frikadellen formen, in die Pfanne geben und von
beiden Seiten jeweils etwa 2 bis 3 Minuten lang
anbraten, bis sie knusprig-braun sind. Dazu passt ein
Salat oder auch der Avocadocreme von Seite 120.

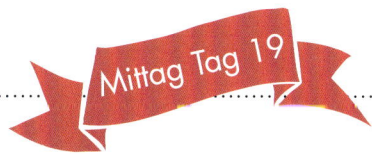

Mittag Tag 19

LINSEN MIT EI

Zutaten
200 g Linsen ∘ 2 Eier
1 EL Hanfsamen ∘ Salz ∘ Pfeffer

Zubereitung
Linsen nach Packungsangaben zubereiten.
Inzwischen 2 Eier hart kochen, schälen und
klein schneiden. Zusammen mit den Hanfsamen
unter die Linsen mischen, mit Salz und Pfeffer
abschmecken.

RUHE UND ENTSPANNUNG

Alle reden immer von Stress und wie ungesund dieser Zustand ist. Man kann das auch anders sehen. Guter Stress ist lebensnotwendig, denn im Zustand großer Freude – durch Projekte, die Spaß machen und zu einem positiven Ergebnis führen, auf das man sich freuen kann – werden Hormone ausgeschüttet, die der Körper dringend braucht. Frei von (negativem) Stress bist du bereits dann, wenn du keinen Zwang und keine Angst verspürst. Also ist alles, was du tust, ohne diese beiden Empfindungen zu verspüren, gut für dich – auch wenn es einmal hektisch wird.

CHEAT-DAY

Heute darfst du wieder schlemmen. Achte nur unbedingt darauf, dass du genug trinkst! Dann solltest du morgen, beim Wiedereinstieg ins Training, kaum bemerken, dass du gestern „gecheatet" hast. Cheat-Days werden nämlich vom Körper nicht so scharf geahndet wie Flüssigkeitsmangel!

ODER :

REFEED-DAY

Es stehen wieder fünf Mahlzeiten an. Das Einzige, worauf du achten solltest: nicht zu viel Fett. Dafür kannst du es bei Eiweiß und gesunden Kohlenhydraten so richtig krachen lassen.

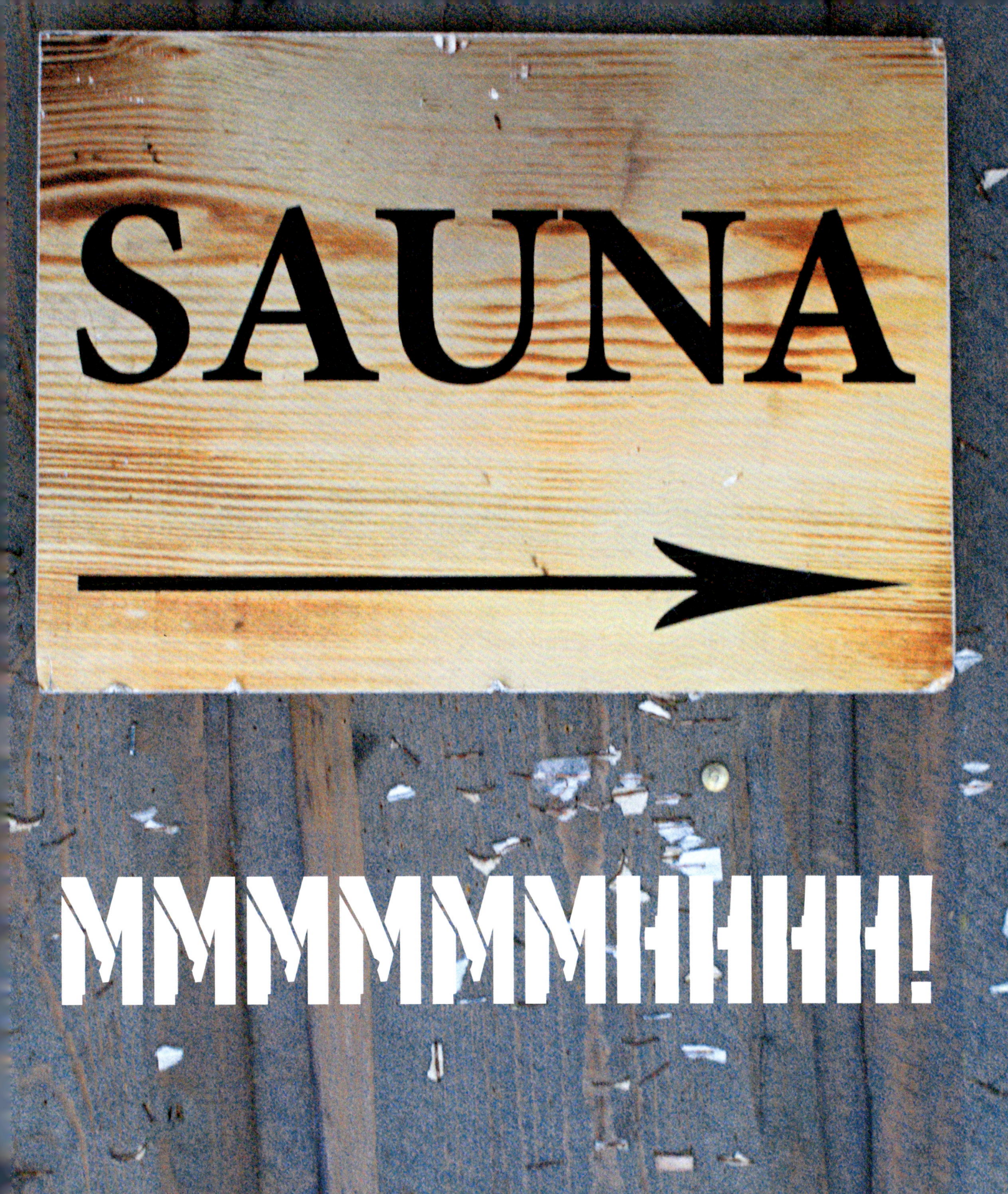

WARM-UP
Jede Übung jeweils 2 Minuten ausführen.
W1. Marschieren auf der Stelle
W2. Walking Kick aus dem Stand
W3. Seal Jump

MOBILITÄT
Jede Übung jeweils 2 Minuten ausführen.
M1. Hüftsenken mit Arm-Heben
M2. Ausfallschritt mit Oberkörperrotation II
M3. Raupe

HAUPTTRAINING
System = 10 bis 40

Du hast 5 Übungen und 5 Runden, in denen Übung 1 immer 10-mal, Übung 2 stets 15-mal, Übung 3 jeweils 20-mal, Übung 4 dann 30-mal und Übung 5 stolze 40-mal wiederholt werden. Du absolvierst alle 5 Runden ohne Pause, so schnell du kannst, und stoppst wie immer deine Zeit. Wenn du zufrieden bist, dann teile dein Ergebnis doch mit der Community auf meiner Facebook-Seite.

H1. Schwimmer
H2. Burpee High Jump
H3. Thai Push-up
H4. Explosive Sit-up
H5. Skater Jump Lunge

COOL-DOWN
Jede Übung jeweils 1 Minute ausführen.
C1. Single Leg Lateral Lunge
C2. Ausfallschritt mit Oberkörperrotation I

„Teste deine Fitness auf höchstem Level. Bist du bereit? Dann leg los!"

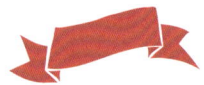

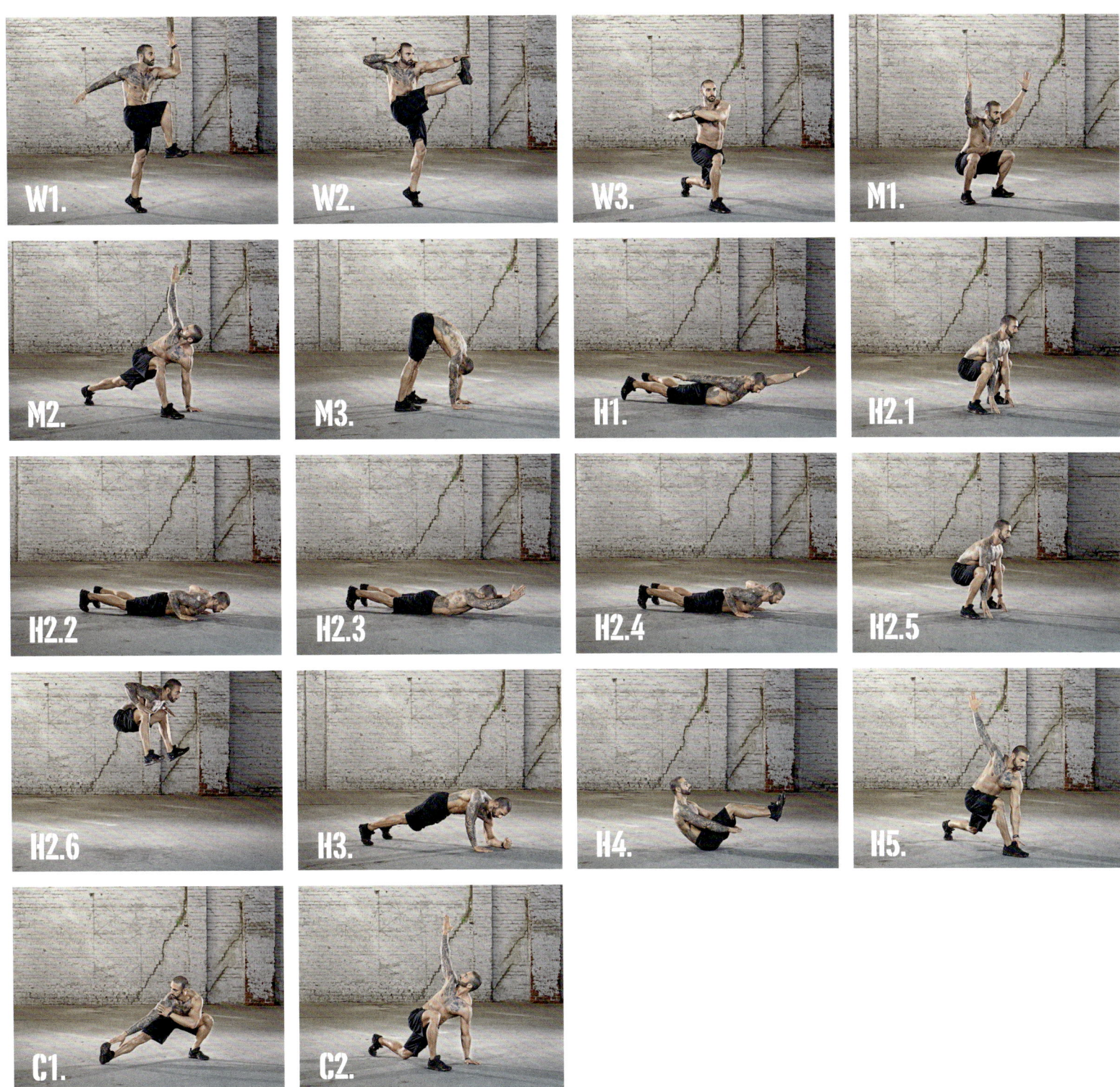

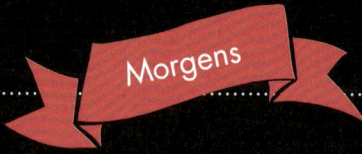

Morgens

NUSS-KIWI-QUARK

Zutaten
4–5 Nüsse, zum Beispiel Walnüsse oder Mandeln
1 Kiwi ∘ 150 g Quark

Zubereitung
Die Nüsse bei Bedarf knacken und mit den Fingern
zerkleinern. Kiwi schälen und in Scheiben schneiden.
Den Quark in eine Schale geben, Kiwi und die Nüsse
oder Mandeln darübergeben.

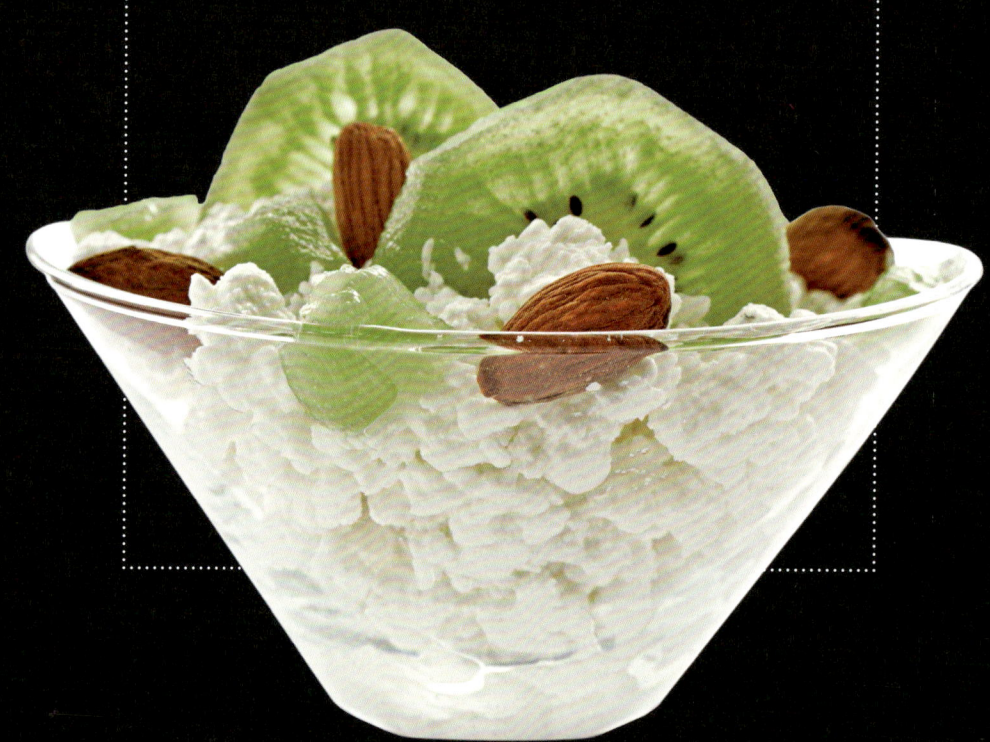

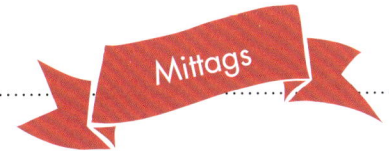

GEMÜSEPFANNE
à la Seyit

Zutaten
1 Zucchini ○ 1 Paprika ○ 1 Fenchelknolle ○ 1 Aubergine
1 Mozzarella ○ 1 Knoblauchzehe ○ 2 EL Olivenöl
Salz ○ Pfeffer ○ 100 ml Instant-Gemüsebrühe

Zubereitung
Das Gemüse waschen, putzen und in kleine Stücke
schneiden. Den Mozzarella abtropfen lassen und
ebenfalls klein schneiden. Den Knoblauch abziehen
und mit einer Gabel zerdrücken. Olivenöl in einer beschichteten Pfanne erhitzen, den Knoblauch andünsten.
Erst das Gemüse dazugeben und mitbraten, dann
den Mozzarella. Mit Salz und Pfeffer abschmecken.
Die Gemüsebrühe dazugeben und einkochen lassen.

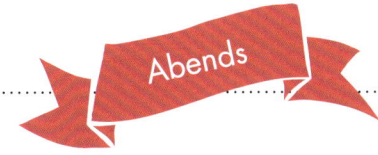

POST-WORKOUT-SHAKE

Zutaten
Whey-Protein-Isolat ○ Glutamin ○ Kreatin
Zink ○ Vitamin C ○ Magnesium ○ Kalzium
300 ml Wasser*

Zubereitung
Alle Zutaten in den Mixer geben und anschließend
genussvoll trinken.

*Die Mengenangaben hängen von deinem
Körper ab – informiere dich im Fitnessstudio oder
im Internet, wie viel für dich gut ist.

SAUBERE ARBEIT!

Herzlichen Glückwunsch! Ich bin stolz auf dich. Du hast mir gezeigt, was in dir steckt. Und genau so machst du jetzt weiter. Wiederhole das System in sieben Tagen wieder und bring dich auf ein noch höheres Level. In der Woche dazwischen ernährst du dich weiterhin gesund und baust auf gar keinen Fall einen Cheat-Day ein. Der würde die Erfolge der letzten 21 Tage wieder zunichtemachen. Arbeite zudem an deiner Grundlagenausdauer. Dabei helfen dir gechillte Lauftrainings, aber auch Radtouren oder ein paar Bahnen im Schwimmbad. Hier lautet die Devise: lieber länger, dafür locker unterwegs sein!

Wenn du einen neuen Reiz suchst und noch intensiver von mir trainiert werden willst, dann besuche meine Coachingseite www.trainyourfitness.com. Hier bekommst du online Trainings- und Ernährungspläne gekoppelt mit einer geballten Ladung Motivation. Die Programme kombinieren stets die neuesten wissenschaftlichen Erkenntnisse mit meinen Erfahrungen aus der täglichen Praxis. Damit ermögliche ich dir einen zielführenden und individuellen Weg zu deinem Fitnesserfolg.

Willst du auch noch mehr über mich und mein eigenes Training erfahren? Dann besuche mich auf www.coachseyit.com, werde Mitglied meiner

Facebook-Community unter www.facebook.com/seyitalishobeiri oder folge mir auf Instagram unter „CoachSeyit" oder abonniere meinen YouTube-Channel.

Bevor ich dich auf das Spielfeld deines Lebens schicke, gebe ich dir noch einige Sätze mit auf den Weg:

„Das Wichtigste für einen Athleten ist seine Vorstellungskraft. Du bist das, was du glaubst zu sein."

„Denke nie darüber nach zu fallen. Wenn du fällst, dann stehst du eben wieder auf. Du hast nichts verloren, nur gewonnen – eine Erfahrung und eine neue Chance auf Wachstum!"

„Menschen wie du und ich können es schaffen, denn jeder berühmte oder erfolgreiche Mensch stand einmal genau dort, wo du jetzt auch stehst."

„Die Kunst ist, im Penthouse angekommen zu sein, aber immer noch im Keller zu arbeiten. So wirst du dich niemals auf deinem Erfolg ausruhen."

DANKSAGUNG

Einer meiner größten Wünsche ist es, so vielen Menschen wie nur möglich mein Wissen zur Verfügung zu stellen, Sportbegeisterte zu fördern und weniger ambitionierte Menschen zu motivieren. Keine leichte Aufgabe, die ich mir gestellt habe. Daher fühle ich mich umso gesegneter, dass ich Menschen in meinem Leben habe, die mich auf dem Weg, mir meine Wünsche zu erfüllen, unterstützen. Diesen Menschen gebühren meine Anerkennung und mein Dank.

Meinen Fans und Followern danke ich für ihr grenzenloses Interesse, die Interaktion und für ihre Treue. Wir sind mittlerweile eine sehr große Community geworden, welche ich sehr schätze.

Einen riesigen Dank auch an Conny Cornelius Hasselbach – Geschäftsführer eines Hamburger Fitnessstudios, in dem ich meine Karriere als Personal Trainer begann –, der immer an mein Potenzial geglaubt und immer hinter mir gestanden hat.

Meine Familie und Freunde haben selbstverständlich einen ganz besonderen Platz in meinem Herzen. Meiner Mutter bin ich unendlich dankbar für ihren Einfluss in meinem Leben. Ich danke meinem kleinen Bruder Armin für seine Unterstützung in allem, was ich tue. Meiner Lebenspartnerin Stefania, dass sie die bessere Hälfte in meinem Leben ist. Meinem besten Freund und Geschäftspartner Siros Ghaffari, der mir seit mehr als zehn Jahren beratend zur Seite steht, mich motiviert und mir Loyalität ohne Kompromisse entgegenbringt.

Auch dir möchte ich natürlich herzlich dafür danken, dass du zu meinem Buch gegriffen hast.

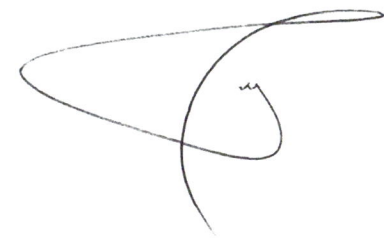

STARKE BÜCHER

Weiterführende Informationen zum Thema Faszien und deren Rolle für deine Beweglichkeit (siehe Seite 19) findest du in dem 240-Seiter „Faszien – Gewebe des Lebens" von Peter Schwind aus dem Irisiana-Verlag.

Übungen mit der Blackroll zur Behandlung der Faszien gibt es zum Beispiel im Buch von Dr. Christoph Lukas „Faszienbehandlung mit der Blackroll" (Books von Demand). Oder du schaust dir den Titel „Blackroll: Faszientraining für ein rundum gutes Körpergefühl" von Kay Bartrow (Trias-Verlag) mal genauer an. Auch hier findest du zahlreiche Übungsanleitungen.

Das Entgiften (ab Seite 47) interessiert dich und du möchtest tiefer in die Materie einsteigen? In dem Buch „Natürlich und sanft entgiften" (Margot Hellmiss, Südwest-Verlag) findest du Tipps und Rezepte.

Vielleicht willst du auch wissen, welche Muskeln bei den Übungen ohne Geräte aktiviert werden? Dann schau doch einmal in das Werk mit dem Namen „Bodyweight Training Anatomie: Der vollständig illustrierte Ratgeber für mehr Kraft, Leistung und Muskelaufbau" (Bret Contrerans, Copress Sport-Verlag). Hier sind die Muskeln illustriert, die in der jeweiligen Bewegung ordentlich ackern müssen.

Die Möglichkeiten mit dem eigenen Körpergewicht zu arbeiten, sind grenzenlos. Weitere Ideen und Inspirationen für ein abwechslungsreiches Workout findest du zum Beispiel in dem „Das Men's Health Workout ohne Geräte"-Buch von Oliver Bertram. Darin stecken 300 Übungen mit Einsteiger- und Profivarianten. Übrigens gibt es so ein Buch auch für deine Liebste! Der Titel lautet „Das Women's Health Workout ohne Geräte" von Martina Steinbach. Beide Werke sind im Südwest-Verlag erschienen.

In meinem Buch habe ich dir an mehreren Stellen – ab Seite 15 – erklärt, wie wichtig Regeneration für den Muskelaufbau und deinen Trainingserfolg ist. Weitere Empfehlungen, wie du solche Ruhephasen sinnvoll gestaltest, kannst du in dem Buch „Optimale Regeneration im Sport: Der Schlüssel zum Erfolg für Freizeit- und Leistungssportler" von Wolfgang Friedrich (Spitta-Verlag) nachlesen.

Entscheidend für eine gute Regeneration ist richtig erholsamer Schlaf. Wenn du trotz ausreichend Bewegung und meinem Rat, am besten morgens zu trainieren (siehe Seite 23), Probleme mit dem Ein- und/oder Durchschlafen hast, kann dir folgendes Programm helfen: „Endlich wieder richtig schlafen" (Rüdiger Dahlke, Arkana-Verlag).

1. Auflage 2015
© 2015 by Südwest Verlag, einem Unternehmen der Verlagsgruppe Random House GmbH, 81673 München

Hinweis: Das vorliegende Buch ist sorgfältig erarbeitet worden. Dennoch erfolgen alle Angaben ohne Gewähr. Weder Autoren noch Verlag können für eventuelle Nachteile oder Schäden, die aus den im Buch gegebenen Hinweisen resultieren, eine Haftung übernehmen.

Textliche und redaktionelle Mitarbeit: Martina Steinbach, www.martinasteinbach.de
Redaktionsleitung: Silke Kirsch
Projektleitung: Esther Szolnoki
Redaktion: Isabella Kortz
Umschlaggestaltung und -konzeption: zeichenpool, München, unter Verwendung von Fotos von Südwest Verlag/Marco Grundt
Layout und Satz: Katja Muggli, www.katjamuggli.de
Bildredaktion und Leitung der Fotoproduktion: Sabine Kestler
Fotografie: Marco Grundt
Haare/Make-up: Claudia Wegener-Bracht
Bildnachweis: gettyimages, München: 167 (Roger Norum); istockphoto/RF: 125 (Lilechka75), 135 (richiesd), 151 (fotandy), 160 (marekuliasz); Nils Müller: 6; shutterstock/RF: 31 (Everything), 133 (Denis Komarov), 170 (Peredniankina); Stockfood, München: 33 (Sandra Eckhardt); Südwest Verlag Archiv: 34 (Maike Jessen), 153 (Michael Holz)

Reproduktion: Artilitho snc, Lavis (Trento)
Druck und Verarbeitung: Neografia, Martin
Printed in Slovakia

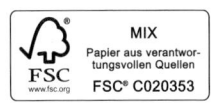

Verlagsgruppe Random House FSC® N001967
Das für dieses Buch verwendete FSC®-zertifizierte Papier Profimatt liefert Sappi Ehingen.
ISBN 978-3-8068-3600-4
www.falken.de